Das Mittelhandskelett in der Klinik

Das Mittelhandskelett in der Klinik

Biomechanik
Verletzungen, Anomalien: Diagnostik und Therapie

Herausgegeben von Gottfried Segmüller

VERLAG HANS HUBER BERN STUTTGART WIEN

Hauptthema am 35. Kongress der Schweizerischen Gesellschaft für Orthopädie 1975
in Solothurn in Zusammenarbeit mit der Schweizerischen Arbeitsgemeinschaft
für Handchirurgie

CIP-Kurztitelaufnahme der Deutschen Bibliothek

Das Mittelhandskelett in der Klinik: Biomechanik;
Verletzungen, Anomalien, Diagnostik u. Therapie;
[Hauptthema am 35. Kongress d. Schweizer. Ges. für
Orthopädie 1975 in Solothurn in Zusammenarbeit
mit d. Schweizer. Arbeitsgemeinschaft für Hand-
chirurgie]/hrsg. von Gottfried Segmüller. – Bern,
Stuttgart, Wien: Huber, 1978.

ISBN 3-456-80495-4

NE: Segmüller, Gottfried [Hrsg.]; Schweizerische
Gesellschaft für Orthopädie

© 1978 Verlag Hans Huber Bern
Druck: Lang Druck AG, Liebefeld-Bern
Printed in Switzerland

Autoren

BAUMGARTNER, R., PD Dr. med., Leitender Arzt Abt. f. techn. Orthopädie, Orthopädische Universitätsklinik Balgrist, Zürich

BISCHOFBERGER, R., Dr. med., Spezialarzt für orthop. Chirurgie FMH, Forchstrasse 92, Zürich

BLAUTH, W., Prof. Dr. med., Chefarzt Orthop. Universitätsklinik und Poliklinik, D–Kiel

BOLLAG, H. R., Dr. med., Oberarzt Chirurgie, Stadtspital Waid, Zürich

CANTERO, J., Dr. med., Clinique de Longeraie, chirurgie de la main et du membre supérieur, Lausanne

CHAMAY, A., Dr. med., Médecin-Adjoint, Clinique d'Orthopédie, Hôpital Cantonal, Genf

DBALY, J., Dr. med., Jupiterstrasse 55, Bern

GASSMANN, N., Dr. med., Handchirurgische Abteilung, Kantonsspital, St. Gallen

HEHL, R., Dr. med., FMH für Orthopädie, Effingerstrasse 45, Bern

HEIM, U., PD Dr. med., Chefarzt Chir. Abteilung, Kreuzspital, Chur

HEINZ, C., Dr. med., Stellvertr. Chefarzt, Chirurgische Klinik, Kantonsspital, Frauenfeld

KUNDERT, H. P., Dr. med., Orthopädische Universitätsklinik Balgrist, Zürich

MEULI, H. CH., PD Dr. med., Orthopädische Abteilung, Lindenhofspital, Bern

MEYER, V., Dr. med., Leitender Arzt, Abt. für Handchirurgie, Chirurgische Universitätsklinik B, Zürich

NARAKAS, A., Dr. med., Chargé de cours à la Faculté de Médecine, Clinique de Longeraie, Lausanne

NIGST, H., Prof. Dr. med., Chir. Departement, Kantonsspital, Basel

PFEIFFER, K. M., PD Dr. med., Leiter der Chirurg. Univ.-Poliklinik, Kantonsspital, Basel

REILL, P., Dr. med., Leitender Arzt, Abt. für Handchirurgie, Berufsgenossenschaftliche Unfallklinik, D–Tübingen

SCHNEIDER-SICKERT, F., Dr. med., Orthopädische Universitätsklinik und Poliklinik, D–Kiel

SEGMÜLLER, G., Dr. med., Leitender Arzt Abt. für Handchirurgie, Klinik für Orthop. Chirurgie, Kantonsspital, St. Gallen

SIMONETTA, C., Dr. med., Médecin-ajoint à la Policlinique chirurgicale universitaire, Clinique de Longeraie, Lausanne

Inhaltsverzeichnis

1. Teil: Anatomie und Biomechanik 9

Die Chirurgie am Skelett der Mittelhand als Thema. G. SEGMÜLLER 10
Die Phylogenese, Anatomie und Biomechanik der Mittelhand. H. CH. MEULI,
   J. DBALY 11

2. Teil: Das frische Trauma am Mittelhandskelett 25

Die frischen Skelettverletzungen der Metacarpalia II–V (exkl. MP-Gelenk). Analyse von 100 Fällen. V. MEYER 26
Zur konservativen Behandlung der Schaftfrakturen Metacarpale II–V. J. CANTERO 29
Fraktur im subcapitalen Bereich. C. HEINZ 33
Zur Behandlung offener Frakturen an der Mittelhand. C. HEINZ 37
Grundlagen zur operativen Stabilisierung der Mittelhandfrakturen II–V. U. HEIM 38
Luxationen und Luxationsfrakturen der carpo-metacarpalen Gelenke II–V.
   R. HEHL 44
Luxationsfrakturen an der Basis des Metacarpale I (Sattelgelenk) Typus Bennett
   und Typus Rolando. K. M. PFEIFFER 50

3. Teil: Traumafolgen 59

Pseudarthrose an den Mittelhandknochen – Pathophysiologie und Klinik.
   G. SEGMÜLLER 60
Korrekturosteotomie an den Metacarpalia bei Fehlstellungen nach Fraktur.
   A. NARAKAS 67
Spätergebnisse nach Verletzungen des carpo-metacarpalen Überganges (Metacarpalia II–V). A. CHAMAY 74
Eingriffe zur Verlängerung des Metacarpale I. P. REILL 84

4. Teil: Amputationen und prothetischer Ersatz 89

Transmetacarpale Schrägamputation am 2. Strahl. H. R. BOLLAG, G. SEGMÜLLER ... 90
Amputationen und Prothesenversorgung der Mittelhand. R. BAUMGARTNER,
   H. P. KUNDERT 98

5. Teil: Eingriffe und Ergebnisse am Sattelgelenk 111

Resektionsarthroplastik am Daumensattelgelenk — Analyse der Resultate.
R. BISCHOFBERGER 112
Autologe Sehnen-Interpositionsarthroplastik am Sattelgelenk. H. NIGST 118
Die Arthrodesetechnik des Trapezo-Metacarpalgelenkes mittels Zuggurtungsplatte.
A. NARAKAS 123
Arthrodese des Sattelgelenkes: Technik der Draht-Zuggurtung. G. SEGMÜLLER ... 129
Funktionsergebnis nach Rhizarthroseoperationen: a) Resektionsarthroplastik,
b) Sattelgelenksarthrodese. N. GASSMANN, G. SEGMÜLLER 134
Prothetische Behandlung der Rhizarthrose. C. SIMONETTA 138

6. Teil: Tumoren 145

Tumoren der Metacarpalia. H. NIGST 146

7. Teil: Missbildungen 153

Zur Morphologie von Missbildungen im Mittelhandbereich. F. SCHNEIDER-SICKERT,
W. BLAUTH 154
Die operative Behandlung von Missbildungen im Bereich der Mittelhand.
W. BLAUTH, F. SCHNEIDER-SICKERT 162

Sachregister 168

1. Teil
Anatomie und Biomechanik

Die Chirurgie am Skelett der Mittelhand als Thema

G. SEGMÜLLER

An einer Jahrestagung der Schweizerischen Gesellschaft für Orthopädie werden Erkrankungen und Verletzungsfolgen des Mittelhandskeletts durch zahlreiche Referenten abgehandelt. Diese Bearbeitung erfolgt auf zweifachem Hintergrund:

1. Die Erfahrungen einer kleineren Gruppe der vorwiegend *handchirurgisch* Tätigen (in der Schweiz wie in Deutschland in einer *Arbeitsgemeinschaft für Handchirurgie* zusammengefasst), sollten in engster Zusammenarbeit mit möglichst vielen chirurgischen Fachgesellschaften all jenen zur Verfügung gestellt werden, die eine breitere allgemein-chirurgische Tätigkeit ausüben wollen oder müssen.
2. Mit dem Thema *Metacarpus* soll eine *anatomisch* recht begrenzte Region erfasst werden, welcher *funktionell* aber eine eminent wichtige Bedeutung zukommt.

Die knöcherne Mittelhand zeigt schon entwicklungsgeschichtlich interessante Aspekte: je nach funktionellen Erfordernissen hat ihre Entwicklung ganz verschiedene Wege genommen. Beim Menschen überträgt die Mittelhand nicht nur die komplexen Bewegungen des mehrachsigen Handgelenkes auf die *greifenden Finger,* sondern die differenzierten Greiformen der Finger selbst beruhen auf zwei Hauptmerkmalen des *Metacarpus:* nämlich der *abgestuften Eigenbeweglichkeit* der einzelnen Mittelhandstrahlen und dann aber der Stabilität, respektive der relativ *starren Verankerung* des 2. und 3. Strahles am Carpus. Diese beiden Charakteristika geben der menschlichen Hand Form und Funktion.

Die einzelnen Kapitel sowohl im Bereich des frischen Traumas wie der Traumafolgen – abgehandelt von verschiedenen Autoren – werden einige Überlappungen und eventuell Doppelspurigkeiten aufweisen. Es handelt sich dabei aber meist um derart wichtige Hinweise, dass Wiederholungen dem Verständnis der Mittelhandchirurgie nur dienen können. Den Fragen der Wiederherstellung von Greiformen sowohl bei kongenitalen Missbildungen (Prof. W. BLAUTH und F. SCHNEIDER-SICKERT) wie bei traumatischen Verstümmelungen kann nur wenig Raum gewährt werden, weil dort in vermehrtem Masse gleichzeitig Eingriffe am Skelett und an den Weichteilen notwendig sind und auch nur gemeinsam abgehandelt werden könnten. Dennoch wollten wir auf eine allgemeine Übersicht darüber nicht verzichten, im Blick darauf, dass das Verständnis für die Missbildungen gefördert werden muss, aber auch weil das Mittelhandskelett häufig Ausgangspunkt jeglicher Rekonstruktion darstellt.

Diese kurzgefasste und meines Wissens erstmals in geschlossener Form publizierte Zusammenstellung funktioneller, diagnostischer und therapeutischer Fragen der Funktionseinheit *Metacarpus* möge jedem chirurgisch Tätigen als kleines Nachschlagewerk dienen.

Zur Phylogenese, Anatomie und Biomechanik der Mittelhand

H. Ch. Meuli, J. Dbaly

1. Die Elemente der Primitivhand

Die menschliche Hand leitet sich phylogenetisch von der Brustflosse der Fische ab, während die Beckenflosse sich zur unteren Extremität entwickelt. Die Flosse setzt am Schultergürtel direkt an und hat eine variable Zahl von Strahlen (Radien) (Abb. 1). Beim menschlichen Embryo erscheint diese Primitivform der Extremitäten als eine flossenähnliche Ruderplatte, die dem Rumpf mit breiter Basis aufsitzt. Die breite Anlagerung an den Rumpf ist offenbar nötig, um das segmentale Material in die Extremität einströmen zu lassen. In der weiteren Entwicklung wächst ein Gliedmassenstiel heran, und aus der Ruderplatte sprossen fünf Finger hervor, während die Karpalia und Metakarpalia in der Platte verbleiben und den Handteller und die Handwurzel bilden (Benninghoff). Wir finden bei allen Säugetieren als Hauptmerkmal die fünf Fingerstrahlen (Pentadakty-

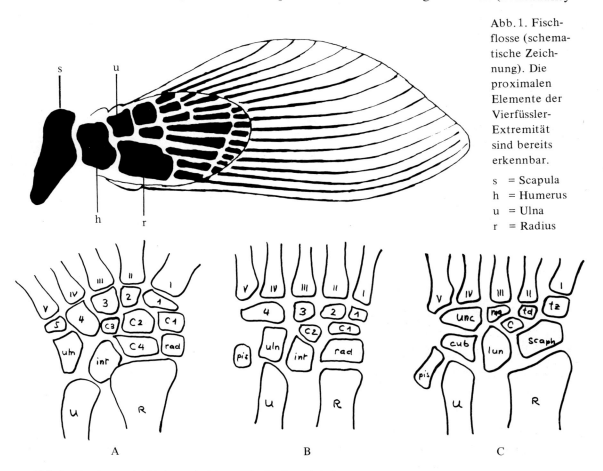

Abb. 1. Fischflosse (schematische Zeichnung). Die proximalen Elemente der Vierfüssler-Extremität sind bereits erkennbar.

s = Scapula
h = Humerus
u = Ulna
r = Radius

Abb. 2. Handwurzel (A) des primitiven Vierfüsslers, (B) des primitiven Reptils und vom (C) Säugetier. (Umgezeichnet nach Romer in Bunnell.)

lie). Die Handwurzel der Primitivhand der Säugetiere (Abb. 2) besteht schematisch aus drei Reihen von Skelettstücken [1, 2, 5]:

— einer proximalen Reihe mit dem Radiale, dem Intermedium und dem Ulnare
— einer mittleren Reihe mit 1—4 Zentralia
— und einer distalen Reihe mit 5 Karpalia

Beim menschlichen Handskelett sind die meisten Elemente dieser Primitivhand noch zu finden. Aus dem Radiale ist das Os scaphoideum entstanden, aus dem Intermedium das Os lunatum und aus dem Ulnare das Os triquetrum. Diese drei Knochen bilden die proximale Karpalknochenreihe. Die Zentralia verschwinden ganz oder es erscheint ein Zentrale beim Embryo noch als Knochenkern, der dann ebenfalls verschwindet oder mit dem Scaphoideum verschmilzt. Die Karpalia bilden die zweite Karpalknochenreihe.

2. Funktionsbedingte Spezialisierung der Primitivhand

Aus dem Grundtypus der Säugetierhand (Abb. 3a) können sich verschiedene Formen entwickeln. *Je nach Gebrauch und Lebensgewohnheit differenziert sich der eine oder andere Strahl weiter.* Mehr als fünf normal ausgebildete Finger, bzw. Zehen, sind jedoch nie vorhanden. Die funktionelle Adaptation kann zu eigenartigen Spezialisierungen führen, wie die folgenden Beispiele zeigen mögen:

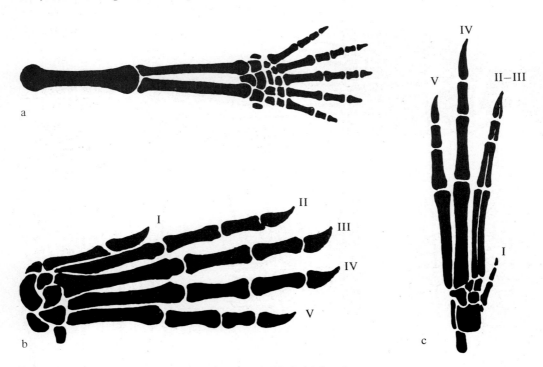

Abb. 3a—c. Funktionsbedingte Entwicklung der Primitivhand.
  a Theoretischer Grundtypus der Säugetierhand. Es finden sich die Knochenelemente der Handwurzel und die 5 Fingerstrahlen.
  b Handskelett des Luchs (schematisch)
  c Handskelett des Faultiers

Der *Luchs* ist ein Läufer. Er geht — wie alle Karnivoren — auf den Metakarpalköpfchen, dem zentralen Polster und auf den *vier Endphalangen,* die gleichzeitig ausgebildet und mit Krallen versehen sind. Der *erste Strahl* ist nur *rudimentär* vorhanden (Abb. 3b).

Das *Faultier* bewegt sich langsam, hängt mit seinen Fingern, die als lange Haken ausgebildet sind, an den Baumästen. Es ist hilflos auf der Erde. Für diese Lebensgewohnheit sind je nach Gattung *zwei oder drei Fingerstrahlen besonders ausgebildet*, die übrigen sind verkümmert (Zweizehen- und Dreizehenfaultier) (Abb. 3c).

Beim *Delphin* sind der *zweite und der dritte Strahl kräftig entwickelt.* Es entsteht ein ruderartiges Werkzeug für die schwimmende Fortbewegung, gleichzeitig aber auch eine handähnliche, ausdrucksfähige Extremität (Abb. 4a).

Die Hand der *Primaten*, z.B. diejenige des Orang-Utan (Abb. 4b), ist der Menschenhand in der *Form* bereits sehr ähnlich. Sie erreicht jedoch nicht die *Funktion* der menschlichen Hand mit ihrer einzigartigen Befähigung zur Opposition des Daumens. Diese ist zwar bei den Primaten angedeutet, beim *Menschen aber erst voll entwickelt durch die Freistellung des ersten Strahls.* Dementsprechend finden sich nur beim Menschen ein gut entwickelter Musculus opponens und ein kräftiger Musculus flexor pollicis longus. Die ausserordentliche motorische Leistungsfähigkeit der menschlichen Hand ist nur möglich durch die Differenzierung der kurzen *und* der langen Hand- und Fingermuskeln.

3. Anatomische Aspekte

Wir beschränken uns bei der Besprechung der Anatomie der Mittelhand auf das Skelett [1, 5, 6]:

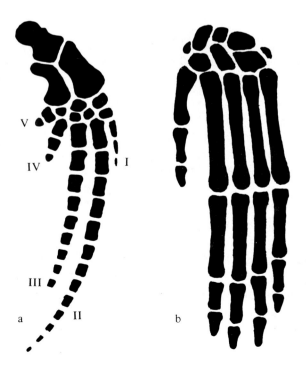

Abb. 4
a Skelett der oberen Extremität des Delphins (schematisch)
b Affenhand (Orang-Utan). Das Skelett ist demjenigen der menschlichen Hand sehr ähnlich. Man beachte den kurzen Daumen, der hier nicht freigestellt ist.

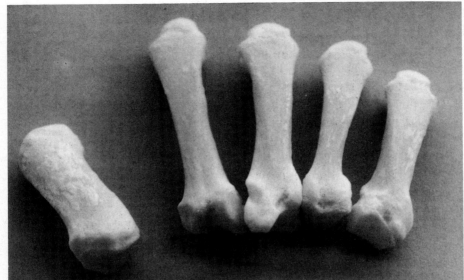

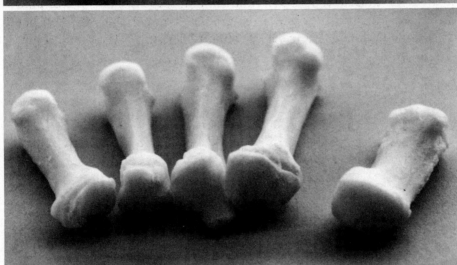

Abb. 5a und b. Die 5 Mittelhandknochen.
a Von dorsal
b Von palmar-proximal

a) Die Mittelhandknochen

Die fünf Mittelhandknochen sind kleine Röhrenknochen mit typischem Aufbau: Diaphyse, Metaphyse, Epiphyse (Basis und Köpfchen) (Abb. 5a, b). Es mag für den Handchirurgen interessant sein, dass die Foramina nutricia meistens in der Gegend der Basis der Metakarpalia und an der Kopf-Hals-Grenze lokalisiert sind. Sie fehlen oft am Schaft. Die Blutversorgung des Schaftes erfolgt also indirekt von proximal und distal her. Die einzelnen Metakarpalknochen nehmen an Länge vom zweiten bis zum fünften ab. Die individuellen Längenunterschiede sind relativ gross. Durchschnittswerte sind bekannt, auch sind Verhältniszahlen der Länge der Metakarpalia ausgerechnet worden (POZNANSKI [7]. Die Länge bzw. die Längenunterschiede der Metakarpalknochen können bei verschiedenen Krankheitsbildern eine klinische Bedeutung erlangen. In diesem Sinne ist das „metacarpal sign" nach *Archibald* zu verstehen, das z. B. beim *Turner-Syndrom* be-

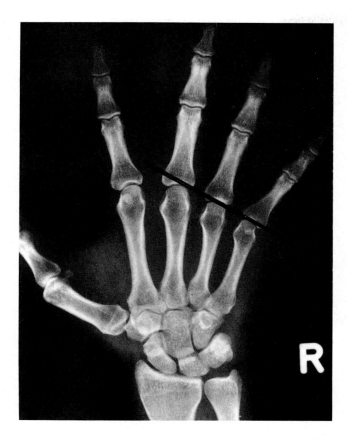

Abb. 6. Das „metacarpal sign" nach ARCHIBALD. Die Tangente der Metakarpalköpfchen IV–V führt in der Regel am Köpfchen III ebenfalls vorbei. Sie durchkreuzt dieses, wenn das Metacarpale IV zu kurz ist. Ausnahmen ergeben sich bei gleichzeitiger Verkürzung auch des Metakarpale V.

obachtet wird. Das Metacarpale IV ist relativ zu kurz, und die Tangente führt deshalb durch das Köpfchen III (Abb. 6). Bei allen Messungen am Röntgenbild ist es aber wichtig, dass alle Mittelhandknochen parallel zur Röntgenplatte liegen bei gestreckten Fingern und flachgedrückter Handinnenfläche. Die Fehlerbreite ist sonst sehr gross.

b) Karpometakarpalgelenke

Bei der Betrachtung der Metakarpalia fällt vor allem die unterschiedliche Form der basalen Gelenke auf. Das *Daumensattelgelenk* ist vollständig unabhängig von den übrigen Karpometakarpalgelenken und weist eine überaus grosse Beweglichkeit auf aufgrund seiner Konstruktion als Sattelgelenk. Das Metakarpale I reitet auf dem Os trapezium. Die Gelenkfläche ist konvex in der seitlichen und konkav in der dorso-palmaren Richtung. Auf dieser Bauart beruht die grosse Beweglichkeit in den *zwei Hauptbewegungsachsen*, sie gewährleistet darüber hinaus die relativ gute Stabilität (Abb. 7).

Die basalen Gelenke der *Metacarpalia II bis V* sind untereinander verbunden und sollen deshalb gemeinsam besprochen werden. Es handelt sich generell um sog. *Amphiarthrosen*, straffe Gelenke mit unterschiedlicher, geringer Bewegungsmöglichkeit.

Diese straffen Gelenksverbindungen entstehen einerseits durch die besondere *Konfiguration der Gelenkflächen*, andererseits sind sie bedingt durch die *kräftigen Ligamenta carpometacarpea* (-palmaria und -dorsalia) und die Ligamenta metacarpea (-palmaria, -dorsalia und -interossea).

Am *II. Metacarpale* (Abb. 8) ist die gabelige Basis charakteristisch. Die Artikulation

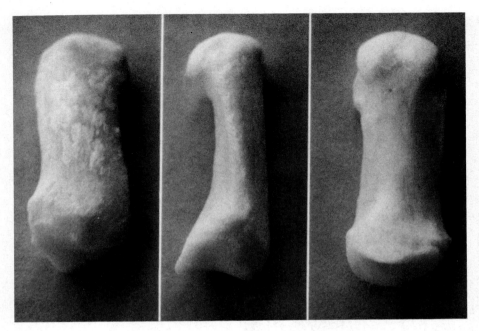

Abb. 7. Metakarpale I: Ansicht von dorsal, radial, palmar.

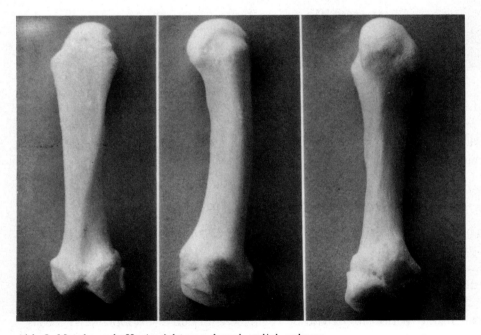

Abb. 8. Metakarpale II: Ansicht von dorsal, radial, palmar.

erfolgt mit dem Trapezium und mit dem Trapezoid. Es entsteht eine Verriegelung, die keine eigentliche Beweglichkeit erlaubt.

Ähnlich verhält es sich mit dem *Karpometakarpalgelenk III* (Abb. 9a). Hier findet sich ein auffälliger Processus styloideus, der mit der ulnaren Hälfte der Gabel des Metakarpale II und mit dem Os capitatum artikuliert. Es besteht eine enge Gelenkverbindung mit dem Metakarpale II., gegen das IV. Metacarpale richtet sich als Gelenkverbindung

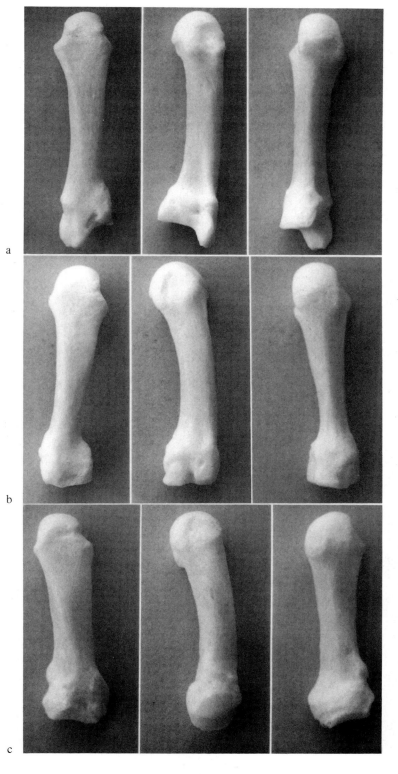

Abb. 9a–c. Metakarpale III–V.
a Metakarpale III
b Metakarpale IV
c Metacarpale V. Je eine Ansicht von dorsal, von radial und von palmar.

eine Doppelfazette. Die palmare Kante des Schaftes des Metacarpale III ist die Ansatzstelle des *Musculus adductor pollicis.*

Die basale Gelenkfläche des *Metacarpale IV* (Abb. 9b) ist wiederum speziell ausgebildet. Sie besitzt eine radiale und eine ulnare Hälfte. Die radiale Hälfte artikuliert mit dem ulnaren Anteil des Kapitatum, die ulnare mit der radialen Fläche des Hamatum. Seitlich sind an der Basis des Metacarpale IV radial zwei kleine Gelenkflächen zur Artikulation mit dem Metakarpale III, ulnar artikuliert eine Fläche mit dem Metacarpale V. Diese Form des Gelenks lässt bereits auf eine geringgradige Bewegungsmöglichkeit schliessen.

Die Basis des *Metacarpale V* (Abb. 9c) erinnert an das Daumensattelgelenk. Die Artikulation findet gegen den ulnaren Teil des Os hamatum statt. Die Gelenkfläche ist kon-

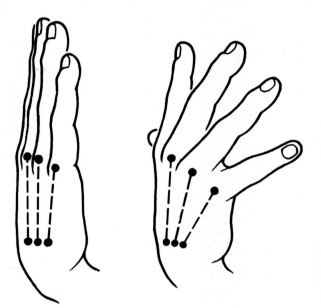

Abb. 10. Die fächerförmige Bewegung der Mittelhand (schematisch).

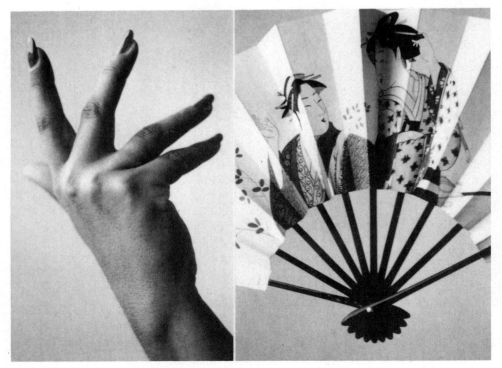

Abb. 11. Illustration der fächerförmigen Bewegung der Mittelhandknochen.

vex in palmo-dorsaler Richtung und konkav in radio-ulnarer Richtung. Erwartungsgemäss erlaubt diese Gelenkkonfiguration das grösste Bewegungsausmass.

Die Metakarpalknochen sind sich in Form und Aufbau sehr ähnlich. Die basalen Gelenke zeigen aber doch deutliche Unterschiede. Diese charakteristischen Merkmale erleichtern dem Chirurgen die Orientierung. Die Karpometakarpalgelenke sind auch bestimmend für die Bewegungsdynamik der Mittelhand. Beim Greifakt resultiert eine fächerförmige Bewegung, wobei vom *fixierten Karpometakarpalgelenk II* aus die Beweglichkeit zunimmt bis zur deutlichen – dem Daumen ähnlichen – Beweglichkeit des Karpometakarpalgelenkes V (Abb. 10, 11a–b). Dieser Bewegungsmechanismus erklärt die Bildung der *charakteristischen Hohlhand* mit ihrer schalenförmigen Vertiefung. Wenn die Finger beim Faustschluss maximal flektiert werden, findet dieselbe Bewegung der Metakarpalia statt (Abb. 12, 13a–c).

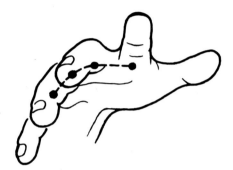
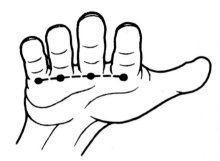

Abb. 12. Die Bewegungsdynamik der Mittelhand beim Faustschluss (schematisch).

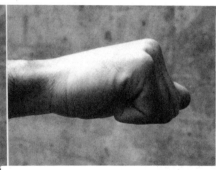
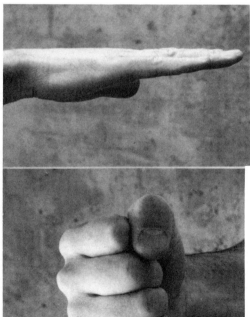

Abb. 13a–c. Die Bewegungsdynamik der Mittelhand beim Faustschluss.

c) Metakarpophalangealgelenke

Die Metakarpalköpfchen II bis V (Abb. 8, 9a–c) besitzen eine sphäroide Gelenkfläche mit zunehmendem Radius nach palmar. Hier ist die Gelenkfläche mehr oder weniger deutlich in zwei Zipfeln ausgezogen. Die seitlichen Gruben sind die Ansatzstellen der Seitenbänder. Diese Kollateralbänder sind für die Stabilität von grösster Wichtigkeit, da die Gelenkkonfiguration eine sehr weitgehende Beweglichkeit in allen Richtungen erlauben würde. Das Köpfchen des *1. Mittelhandknochens* (Abb. 5a, b) ist weniger kugelig ausgebildet. Das Daumengrundgelenk erlaubt also im Gegensatz zu den übrigen Metakarpophalangealgelenken kaum seitliche Bewegungen. Zudem sind hier die seitlichen Bandstrukturen besonders kräftig ausgebildet.

4. Die Bogensysteme der Hand

Die Beweglichkeit der ganzen Hand ist charakterisiert durch drei integrierte Bogensysteme (FLATT). Das Mittelhandskelett ist die Basis für diese Bewegungsdynamik. Der *erste Bogen* ist der Karpalbogen. Er ist starr und führt durch die distale Karpalknochenreihe. Das Bogenzentrum wird durch das Os capitatum gebildet. Uns interessiert vor allem der *zweite Querbogen*, der Mittelhandbogen, der durch die Köpfchen der Metakarpalia führt (Abb. 14a). Er ist nicht starr, sondern beweglich. Dadurch erlangt die Hand ihre eigentliche Greifbewegung. Der zentrale Pfeiler wird durch die fixierten Metakarpalia II und III gebildet. Während das Metakarpale I, der Daumen, vollständig frei in Oppositionsstellung gebracht werden kann, können andererseits die Karpalia IV und V in den Karpometakarpalgelenken eine nach ulnar zunehmende, geringere Gegenbewegung ausführen. Es wurde bereits erwähnt, dass die spezifische Beschaffenheit der Karpometakarpalgelenke diese Bewegung ermöglicht [3, 4, 5].

Der *dritte Bogen* ist der Längsbogen, der von der ganzen Hand mit den Phalangen und ihren sämtlichen Gelenken gebildet wird (Abb. 14b). Es sind eigentlich drei Bögen, einer wird vom II. bzw. III. Strahl gebildet, einer vom IV. und einer vom V. Strahl. Diese Bögen sind ebenfalls veränderlich. Entscheidend ist auch hier die Konstanz des Bogenzentrums, das an derselben Stelle liegt wie im distalen Quergewölbe, also wiederum auf Höhe der MP-Gelenke.

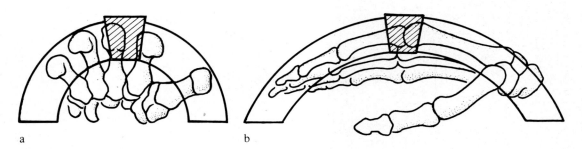

Abb. 14a und b. Bogensysteme der Mittelhand.

a Das 2. Bogensystem der Hand (Mittelhandbogen nach FLATT).
b Längsbogen der Hand (Skizze nach FLATT).

Diese Bogensysteme müssen intakt sein wegen der korrekten Gelenkführung, sie bilden auch das Gerüst für die dynamischen Kräfte der Handmuskulatur. Wenn eine Subluxation oder Luxation im Metakarpophalangealgelenk vorliegt, wie beispielsweise bei einer chronischen Polyarthritis, dann ist der Bogen nicht mehr intakt, der Hebelarm ist verändert und Kraft und Beweglichkeit sind empfindlich gestört. Dasselbe ist der Fall bei dislozierten Frakturen der Metakarpalknochen. Auch bei Achsenfehlstellungen, Verkürzungen und Lähmungen kann das Gleichgewicht der Bogensysteme beeinträchtigt und damit die Basis für die Funktion der Hand gestört werden. Diese isolierte Betrachtung des Mittelhandskeletts zeigt deutlich die Komplexität des Zusammenspiels der bewegenden Kräfte und die *Wichtigkeit der intakten Basis für die Funktion der Finger.*

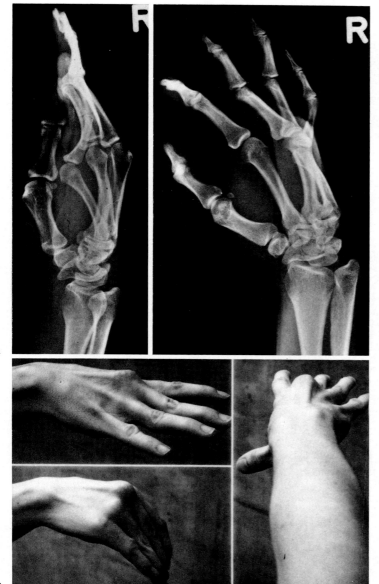

Abb. 15a und b. Mittelhandarchitektur bei Arthromyodysplasia congenita.

a Röntgenaufnahme im seitlichen Strahlengang und schräg.
b Entsprechende Beeinträchtigung der Mittelhand und Fingerfunktion.

5. Zur Klinik

Ein Beispiel aus der Klinik, eine kongenitale Fehlbildung, illustriert die Dynamik der Mittelhand. Die Patientin, die wegen einer störenden Strecksehnenluxation am Mittel-

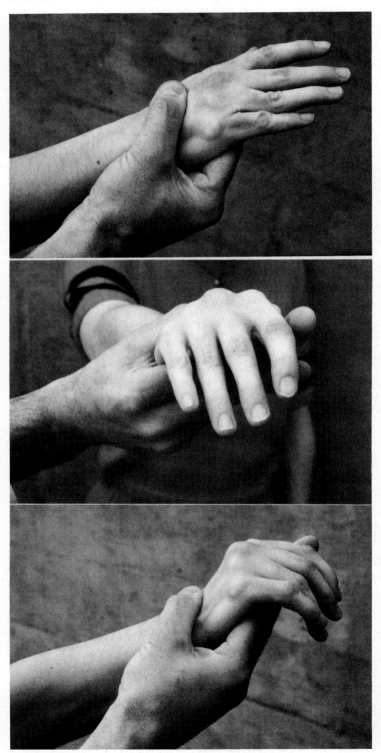

Abb. 16a–c. Gleicher Fall wie Abb. 15. Weitgehende Normalisierung der Handfunktion, lediglich durch Stabilisierung der Mittelhandknochen in physiologischer Stellung.

finger behandelt wurde, leidet an einer Arthromyodysplasia congenita (Arthrogryposis). Das Bogensystem im Bereich der Metakarpalia ist hier aus dem Gleichgewicht gekommen. Die Metakarpalknochen sind ganz unregelmässig angeordnet und können nicht harmonisch bewegt werden. Das Röntgenbild zeigt gegenüber einer normalen Hand die groteske Anordnung der Mittelhandknochen. Die Funktion der Hand ist erheblich gestört (Abb. 15a, b). Erst wenn der *Mittelhandbogen fixiert wird*, ist eine koordiniertere Bewegung möglich (Abb. 16a—c). Dieser Test weist uns einen möglichen Weg für eine Therapie zur Verbesserung der koordinierten Mittelhandfunktion.

Wenn auch die kranke oder fehlgebildete Hand sich in erstaunlicher Weise funktionell anpassen kann, so ist doch für eine normale Handfunktion das intakte Skelett der Mittelhand notwendige Voraussetzung. Eine möglichst exakte *anatomische Wiederherstellung des Mittelhandskeletts* ist also bei jeder Verletzung die *Grundlage zur Wiederherstellung der hochdifferenzierten Funktion* der Hand.

Literaturverzeichnis

1 BENNINGHOFF, A.: Lehrbuch der Anatomie des Menschen. 1. Band, vierte Auflage. Urban & Schwarzenberg, Berlin/München 1949.
2 BUNNELL's Surgery of the Hand, revised by J. H. BOYES, 4. Ed. Pitman Medical, Montreal 1964.
3 FLATT, A. E.: The care of the rheumatoid hand, 3. Ed. The C. V. Mosby Company, Saint Louis 1974.
4 KAPANDJI, I. A.: Physiologie articulaire. Fasc. 1, II. ème édition, Membre supérieur. Librarie Maloine SA, Paris 1966.
5 KAPLAN, E. B.: Functional and surgical Anatomy of the Hand. 2. Ed. J. B. Lippincott Company, Philadelphia 1965.
6 VON LANZ, T., WACHSMUTH, W.: Praktische Anatomie. 1. Band, Dritter Teil: Arm, zweite Auflage. Springer, Berlin/Göttingen/Heidelberg 1959.
7 POZNANSKI, A. K.: The Hand in Radiologic Diagnosis. W. B. Saunders Company, Philadelphia/London/Toronto 1974.

2. Teil
Das frische Trauma am Mittelhandskelett

Die frischen Skelettverletzungen der Metacarpalia II–V (exkl. MP-Gelenk). Analyse von 100 Fällen

V. Meyer

1. Das Kollektiv von 100 Fällen

In über 2 Jahren (28 Monate) sind an der Chirurgischen Universitätsklinik B in Zürich 100 Mittelhandknochenfrakturen, offen und geschlossen, ohne Einbezug des Daumenstrahls, beobachtet worden. In Relation zu dem Gesamttotal aller akuten Handverletzungen (2760 Fälle) bedeutet dies immerhin 3,6% aller Handverletzungen. Einfache Frakturen ohne nennenswerte Mitverletzungen heilen bei korrekter Behandlung in der Regel ohne Dauerschaden aus. Eine Analyse der 100 Fälle deckt die Häufigkeit von möglichen Problemfällen in einem grösseren Kollektiv auf (Tab. 1).

Tab. 1. 100 Mittelhandskelettverletzungen der Chirurgischen Universitätsklinik B, Zürich: Aufschlüsselung nach Alter, Geschlecht und anatomischer Lokalisation.

Geschlecht	Anzahl	⌀ Alter	Lokalisation		Relation re./li.
			re.	li.	
männlich	76	29	60	16	4 : 1
weiblich	24	37	8	16	1 : 2

2. Geschlossene Frakturen

88 Fälle (88%) sind geschlossene Frakturen. Dieser hohe Prozentsatz der geschlossenen Frakturen erstaunt etwas bei der exponierten Lage der Mittelhand. Dabei stehen wiederum die Brüche eines einzelnen Strahls (solitäre) weit im Vordergrund (Tab. 2) mit

Tab. 2. 100 Metacarpaleverletzungen II–V, aufgeschlüsselt nach Art der Verletzung (Krankengut der Chirurgischen Universitätsklinik B, Zürich).

1. Geschlossene Frakturen	88	– einfache Frakturen	84
		– Kombinierte Läsionen	4
		– solitäre Frakturen (ein Strahl)	68
		– mehrere Strahlen	16
2. Offene Frakturen	12	– einfache Frakturen	
		– kombinierte Läsionen	
Total	100		

68%. Zumindest bei dieser grossen Gruppe dürfte mit relativ einfachem therapeutischem Aufwand zu rechnen sein. In 16 Fällen auf 100 sind allerdings zwei oder mehrere Metacarpalia betroffen, wobei sich Retentionsprobleme ergeben können. Nicht selten ist die Indikation zur Osteosynthese dabei zu stellen. Bei der Serienfraktur schliesslich (2 Fälle) erfordert die Wiederherstellung der Mittelhandarchitektur eine exakte Berücksichtigung der Rotationsverhältnisse und eine möglichst stabile Osteosynthese während der gesamten Heildauer. Auch die Versorgung dieser geschlossenen Frakturen stellt recht hohe Ansprüche an die Osteosynthesetechnik, will man nicht eine aufwendige und zeitraubende Nachbehandlung in Kauf nehmen.

Eine Sondergruppe (4 Fälle auf 100) stellen die kombinierten Frakturen dar. Bei diesen findet sich gleichzeitig mit der Mittelhandfraktur eine zusätzliche Phalanxfraktur. Betreffen diese den gleichen Strahl, dann können Repositions- und Retentionsprobleme auftreten.

Schliesslich ist bei den geschlossenen Brüchen auf die anatomische Lokalisation hinzuweisen. Interessante zahlenmässige Unterschiede ergeben sich zwischen den einzelnen Mittelhandknochen. Nicht der radiale und ulnare Randstrahl ist sehr häufig frakturiert, sondern lediglich der ulnare Randstrahl und sein Nachbar (Metacarpale IV). Auf den fünften Strahl fallen tatsächlich 44% aller Frakturen. Der radiale Strahl dagegen weist nur sechsmal eine Fraktur auf (Tab. 3). Dem subcapitalen Stauchungsbruch begegnet man besonders am fünften Strahl sehr häufig, gesamthaft dagegen ist er nicht häufiger als der Bruch im diaphysären Bereich (je 26). Diaphysäre Schräg- und Spiralfrakturen stellen an die Behandlung höhere Anforderungen als der basale Bruch und der subcapitale Bruch.

Tab. 3. Metacarpaleverletzungen II–V, davon 68 geschlossene, solitäre Frakturen, aufgeschlüsselt nach Lokalisation (Krankengut der Chirurgischen Universitätsklinik B, Zürich).

Lokalisation	subcapital	diaphysär	basal	Total
Meta II	2	4	0	6
Meta III	2	2	4	8
Meta IV	0	14	4	18
Meta V	22	6	8[1]	36
Total II–V	26	26	16	68

[1] intraartikulär

3. Offene Frakturen

Wie schon erwähnt stehen 88 geschlossenen Frakturen lediglich 12 offene Brüche gegenüber (Tab. 2). Bei 10 Fällen (10% aller Mittelhandfrakturen) finden sich nun kombinierte Läsionen, wobei die Frakturen mit schwersten Weichteilläsionen vergesellschaftet sein können. Die daraus resultierenden Probleme sind vielfältig und oft beruhen die resultierenden Schäden eher auf Zusatzverletzungen als auf den Frakturen selbst. Gerade dadurch kommt aber der Frakturbehandlung grösste Bedeutung zu, weil vor allem durch stabile Osteosynthesen günstige Verhältnisse geschaffen werden können zur gezielten Behandlung vorab der Beuge- und Strecksehnen.

In diesem Kollektiv sind vor allem die Walzenverletzungen vertreten, die Crush-Verletzung und transmetacarpalen Amputationsverletzungen vom Guillotinetyp. Das Spektrum der Skelettverletzungen an der Mittelhand reicht somit von der einfachsten Fraktur zur schwersten Zerstörung, bei welcher nur die optimalste Behandlung invalidisierende Dauerschäden zu vermeiden vermag.

Zusammenfassung

Die überwiegende Mehrzahl der knöchernen Mittelhandverletzungen — 88% — sind geschlossene Verletzungen. Davon finden sich in 4% der Fälle zusätzliche Frakturen an den Phalangen. In 68% liegen solitäre, in 16% multiple Frakturen vor. 44% aller Fälle betreffen den fünften Strahl, solitär oder in Kombination mit dem vierten Strahl, wobei wiederum die subcapitale Lokalisation dominiert. Der zweite Strahl ist auffallend selten betroffen.

Bei offenen Frakturen der Mittelhand, die 12% der Fälle ausmachen, handelt es sich fast ausschliesslich um schwere kombinierte Handverletzungen, während offene Metacarpalefrakturen ohne wesentliche Nebenverletzungen ausgesprochen selten sind.

Zur konservativen Behandlung der Schaftfrakturen Metacarpale II–V

J. Cantero

1. Einleitung

Die konsequente Weiterentwicklung der operativen Technik der stabilen Osteosynthese und die weitere Anpassung der Implantate an die anatomischen Verhältnisse des Skeletts führen zu immer breiterer Anwendung der Osteosynthese bei der Behandlung der Frakturen aller Lokalisationen. So bestehen auch im Bereich des Handskelettes mehrere einwandfreie Operationsindikationen zur stabilen Osteosynthese. Letztere muss eine Verkürzung der Ruhigstellung bewirken und damit eine raschere Wiederherstellung der Funktion.

Es bleibt dennoch Raum für die nicht-operative Behandlung einzelner Frakturen an der Mittelhand, umsomehr als dem chirurgischen Eingriff noch Risiken anhaften, die bis heute nicht bagatellisiert werden dürfen, nämlich:

— Schwierigkeiten bei der exakten Reposition und der stabilen Fixation von kleinen Fragmenten an kleinen Knochen
— postoperative Infektionen
— Sehnengleitstörungen infolge Weichteilvernarbung
— iatrogene Läsionen an den vielfältigen und vulnerablen Strukturen der Hand durch den in der Handchirurgie noch wenig Erfahrenen.

Es gibt somit Situationen, in welchen sowohl die konservative wie die operative Behandlungsmethode in Frage kommt. Dabei kann sich die Wahl nicht so sehr auf die eine oder andere „Schule" abstützen, sondern vielmehr auf die Erwägung *aller* Faktoren, die den Entschluss beeinflussen können. Diese sind:

1. Frakturtyp und Lokalisation
2. Frakturmechanismus und Art des Traumas
3. Anzahl von Frakturen an der gleichen Hand und ihre Beziehungen zueinander
4. Alter des Patienten
5. Berufliche Tätigkeit des Patienten

2. Beurteilung der Mittelhandfrakturen als Entscheidungshilfe zur konservativen oder operativen Therapie

2.1 *Frakturtypen und Lokalisation:* Der quere Bogen der Mittelhand wird gebildet durch zwei weitgehend starre Mittelhandknochen (II und III) und zwei vorwiegend mobile Metacarpalia (IV und V). Bei den beweglichen Strahlen (IV und V) ist die primäre Instabilität und die sekundäre Dislokationstendenz besonders gross. Aus diesen Gründen darf der operativen Therapie am 4. und 5. Strahl der Vorzug gegeben werden. Am 2. und 3. Strahl, welche der Hand als stabiles Grundelement zu dienen haben, darf keine

Verkürzung und keine Achsenknickung zurückbleiben im Hinblick auf die zentrale Stützfunktion der Mittelhand. Aus diesen Gründen ist auch hier die exakte Reposition sehr wichtig. Als allgemeine Regel darf gelten:

Konservative Behandlung: Schaftfrakturen der Metacarpalia II–V, welche keine wesentliche primäre Dislokation aufweisen und deshalb keiner Reposition bedürfen:

– Kurze Schrägfrakturen ohne Verkürzung
– Quere Frakturen ohne erhebliche Dislokation

Operative Behandlung: Immer wenn eine erhebliche, primäre Dislokation oder eine sekundäre Verschiebetendenz vorliegt, besteht die Gefahr des Repositionsverlustes auch nach perfekter primärer Reposition. Hier ist die operative Stabilisierung die Methode der Wahl.

2.2 *Fraktur-Mechanismus:* Bei den Frakturen, die durch indirekte Gewalt entstehen, nämlich Torsionstrauma oder Sturz auf die Hand, fehlen bedeutsame Weichteilschädigungen. Die periossären Weichteilstrukturen, die intakt sind, tragen zur Stabilisierung der Frakturen bei. Hier ist die geschlossene Frakturbehandlung sehr wohl ausreichend und deshalb vorzuziehen.

Dagegen entstehen bei direkter Gewalteinwirkung und speziell beim Quetschtrauma eindeutige Weichteilzerstörungen, welche nicht nur die Stabilität herabmindern, sondern diese Frakturen führen nach unserer Erfahrung auch häufiger zu ossären Heilungsstörungen und Pseudarthrosen – ein Grund der stabilen Osteosynthese den Vorzug zu geben.

2.3 *Anzahl der Frakturen an der gleichen Hand:* Je grösser die Zahl der Frakturen an derselben Hand, desto schwieriger gestaltet sich ihre Ruhigstellung im Gipsverband. Die Fraktur eines einzelnen, speziell eines zentralen Metacarpale, ist selbstverständlich stabiler als diejenige eines peripheren Strahls oder bei Vorliegen von Serienbrüchen. Einzelfrakturen eignen sich weit besser zur konservativen Behandlung als Serienbrüche. Es gilt wie unter 2.2: Serienbrüche entstehen vornehmlich durch Quetschtrauma und da grössere Weichteilzerstörungen eher die Regel darstellen, wird die operative Stabilisierung vorgezogen, die konservative Behandlung beschränkt sich vor allem auf Einzelbrüche.

2.4 *Alter und Beruf des Patienten:* Fraglos können die Frakturen jüngerer Patienten leichter als jene bei Patienten in höherem Alter konservativ behandelt werden. Bessere Durchblutung der Gewebe, grössere osteogene Aktivität bilden günstige Voraussetzungen für die Knochenbruchbehandlung im Gipsverband. Anderseits müssen jedoch gerade bei jüngeren Patienten höchste Anforderungen an das funktionelle Ergebnis gestellt werden im Blick auf die Berufsausübung. Diese Faktoren wiegen wohl am schwersten bei der Planung der Behandlungsart. Man wird bei einem Handwerker u. U. eine geringfügige Verkürzung eines Fingers eher in Kauf nehmen als beispielsweise bei einem Pianisten.

3. Komplikationsmöglichkeiten

Weder die konservative noch die operative Behandlung ist frei von Komplikationen. Dies ist deutlich hervorzuheben, weil zu oft der chirurgischen Behandlung allein sogenannte Komplikationen angelastet werden. Wenn dem chirurgischen Eingriff wegen Vernarbungen der Sehnen und wegen postoperativem Infekt der Erfolg versagt bleiben kann, so sind es im Gipsverband Ödembildung, Entkalkung des Knochens und Sudecksche Dystrophie, welche zu nur teilweise reversiblen Gelenksteifen und zu erheblichen Dauerschäden an der ganzen Hand führen können.

Von allen diesen Überlegungen hängt die Wahl der Behandlungsmethode ab. Es muss noch einmal gesagt werden: Die Art der Behandlung einer Fraktur an der Hand wird niemals aufgrund einer Röntgendiagnose bestimmt, sondern vielmehr im Gespräch mit dem Patienten, wobei ihm die Vor- und Nachteile einer jeden Behandlung eröffnet werden.

4. Anforderungen an die geschlossene Frakturbehandlung

Hat man sich zur nicht-operativen Behandlung entschlossen, dann müssen die besten Voraussetzungen für deren Gelingen geschaffen werden. Folgende Regeln bei der Behandlung im Gipsverband finden heute universelle Anerkennung:

a) Standard-Gipsverband am Vorderarm (Typ Iselin):
   Das Handgelenk muss in leichter Dorsalflexion, nicht mehr als 30°, ruhiggestellt werden durch zirkulären Gipsverband.
b) Palmarseitig Einbau einer Aluschiene, auf welche der entsprechende Finger zu ruhen kommt.
c) Fingerlagen:
   – Vermeidung jeglicher Rotationsfehlstellung unter Berücksichtigung der Fingernagelebene, der Nagelebene der gesunden Hand (individuelle Unterschiede) und der Konvergenz der radialen wie der ulnaren Langfinger zum Mittelfinger hin,
   – Flexion der Grundgelenke um 70° (cave geringere Flexion), der Mittel- und Endgelenke um lediglich 10°–20°. In den genannten Positionen finden wir eine ausreichende Anspannung der Seitenbandkomponenten. Bleiben die Bänder während Wochen völlig entspannt, dann bilden sich durch Retraktion irreversible Bandverkürzungen aus und entsprechende Beugesteifen der Finger. Der Finger wird nach Reposition unter leichtem Zug auf der Schiene fixiert mit je einem Heftpflasterstreifen auf jeder Phalanx. Jede Einschnürung ist zu vermeiden.
d) Eine erste Röntgenkontrolle folgt im Anschluss an die Lagerung auf der Schiene und eine zweite nach Ablauf einer Woche zur Beurteilung der Reposition. Eine weitere Röntgenkontrolle wird empfohlen bei Entfernung des Gipsverbandes.
e) Dauer der Immobilisierung: Diese beträgt bei geringer Instabilität 3 Wochen, bei erheblicher primärer Instabilität maximal 4 Wochen. Nie dauert sie jedoch solange, bis der Kallus auf dem Röntgenbild deutlich sichtbar wird. Da an der Hand leichte Bewegungsübungen *ohne Belastung* durchführbar sind, ist damit ebenfalls spätestens nach Ablauf von 3–4 Wochen zu beginnen. Konsolidationsstörungen bilden die Ausnahme. Sie entstehen nach Quetschtraumata mit Devitalisierung von Weichteilen und Knochenfragmenten oder bei Defektfrakturen sowie schliesslich bei Weichteilinterposition. Die Diagnose der Pseudarthrose lässt sich leicht am überschüssigen Kallus mit durchgehender Aufhellungszone im Röntgenbild stellen. Die Behandlung darf nicht

in zeitlich unbegrenzter Fortsetzung der Ruhigstellung im Gipsverband erfolgen, sondern die Operationsindikation ist dann gegeben. Niemals darf eine knöcherne Konsolidierung auf Kosten mehrerer steifer Fingergelenke angestrebt werden — die Fingersteife ist schliesslich irreversibel, während eine knöcherne Konsolidationsstörung nahezu ausnahmslos durch gezielte operative Therapie zu beheben ist.

f) Der Kampf gegen das Ödem setzt mit dem Beginn der Behandlung ein wie bei jeder Wundbehandlung an der Hand. Nur so sind chronisches Ödem, Osteoporose und schliesslich Sudecksche Dystrophie zu vermeiden. Es sind beim stationären wie beim ambulanten Patienten hierfür engmaschige Kontrollen anzusetzen. Reicht die konsequente Hochlagerung zur Abschwellung nicht aus, dann ist ohne Zeitverlust der Vorderarmgipsverband bis auf den letzten Faden zu spalten. Mit der Ödembekämpfung parallel geht die Mobilisierung aller vorgeschalteten Gelenke sowie aller Gelenke benachbarter Finger.

Aus diesen allgemeinen Hinweisen soll deutlich hervorgehen, dass die Metacarpale-Fraktur selbst zwar Anlass zur Behandlung ist, dass die integrale Behandlung aber weit über die Ruhigstellung der Fragmente hinausgehen muss, sofern ein Höchstmass an funktioneller restitutio angestrebt werden soll.

Fraktur im subcapitalen Bereich

C. Heinz

1. Frakturcharakteristik

- Die Fraktur liegt im spongiösen Bereich der Epiphyse und der Metaphyse der Mittelhandknochen
- Sie ist charakterisiert durch mehr oder weniger ausgeprägte Einstauchung und damit klinische Stabilität. Damit sind zwei Vorteile und zwei Nachteile verbunden:
  a) wenig Neigung zu sekundärer Dislokation
  b) rasche knöcherne Konsolidierung
  c) Längenverlust infolge Kompression des Spongiosagitters
  d) Längenausgleich (wie bei andern spongiösen Frakturen, z. B. Wirbelfrakturen) nicht möglich, es sei denn mittels Zwischenschaltung eines autologen Knochenspans.

2. Konservative Behandlung

- *Indikation:* Wegen der durch Einkeilung bedingten raschen klinischen Konsolidation ist die nicht-operative Behandlung bei der grossen Mehrzahl dieser Frakturen die Methode der Wahl [1, 2, 3].
- *Fehlstellungen durch palmare Kippung:* Die Reposition ist notwendig, wenn die *Toleranz der Achsenfehlstellung* überschritten ist. Diese ist bei den Metacarpalia II–V sehr unterschiedlich.
  a) Metacarpale II: Die palmare Kippung wirkt sich funktionell wenig aus. Fehlstellungen bis zu 20° werden ohne wesentliche Nachteile toleriert.
  b) Metacarpale III und IV: Die Toleranz für die palmare Achsenfehlstellung ist hier geringer, d. h. Fehlstellungen führen zur Störung des queren Mittelhandgewölbes und somit zu Funktionsausfällen. Die Toleranzgrenze liegt bei 15°–20°.
  c) Metacarpale V: Die Toleranz ist hier am grössten; der 5. Strahl ist am beweglichsten und kann leicht nach dorsal ausweichen. Mindestens 40° Volarkippung werden toleriert. Hunter, der Frakturen dieses Typs nachkontrolliert hat, stellte fest, dass selbst Fehlstellungen bis zu 70° keine wesentlichen funktionellen Behinderungen zur Folge hatten.
- *Fehlstellungen durch Drehfehler:* Eine Rotationsfehlstellung muss immer vermieden werden. Hier gibt es *keine Toleranzen*. Eine korrekte Fixation nach der Reposition muss für die Vermeidung auch sekundärer Rotationsfehler bürgen. Dies ist zu bewerkstelligen durch Mitfixierung eines oder beider Nachbarfinger. Da die Ruhigstellung nur 2–3 Wochen dauern muss, entstehen dadurch keinerlei Nachteile.
- *Fixationsstellung:* In der Handchirurgie kommt der Stellung von Finger und Hand bei der Immobilisierung grösste Bedeutung zu. Eine unkorrekte Fixationsstellung ist schon nach kurzer Zeit gefolgt von Fingergelenksteifen in funktionell ungünstiger

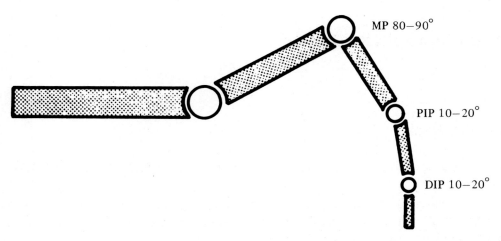

Abb. 1. Korrekte Fixationsstellung: Leichte Dorsalextension im Handgelenk, starke Beugung (80°–90°) im Grundgelenk und geringere Beugung der Mittel- und Endgelenke.

Stellung. Dies trifft vor allem für die Metacarpophalangeal-Gelenke zu. Die *Fixationsstellung* weicht von der sogenannten *Funktionsstellung* ab, indem die Metacarpophalangeal-Gelenke stark flektiert werden, nämlich 80°–90°, wogegen die Interphalangeal-Gelenke nur um etwa 15°–20°. Das Handgelenk bleibt um 20° nach dorsal gestreckt (Abb. 1).

Auf längere Ruhigstellung in falscher Beugestellung reagieren die Metacarpophalangeal-Gelenke am empfindlichsten. Sie versteifen rasch und therapieresistent besonders in *Streckstellung*. Das anatomische Substrat dafür ist die *exzentrische Rundung des Metacarpalköpfchens*, dessen Radius kürzer ist in Streckstellung und länger in Beugestellung. Dadurch müssen in Beugestellung die Seitenbänder notwendigerweise sich anspannen und sogar dehnen, in Streckstellung dagegen sind sie entspannt, schlaff. In der Streckstellung können diese sich kontrahieren, nach längerer Zeit schrumpfen sie. Dagegen bleiben sie in Beugestellung in ihrer Länge erhalten und auch nach längerer Ruhigstellung ist deshalb keine Schrumpfung möglich. Sind die Seitenbänder einmal verkürzt, dann ist das Volargleiten der Basis der Grundphalanx ein für allemal blockiert (Abb. 2).

Die Ruhigstellung in 80°–90° Beugestellung der Metacarpophalangeal-Gelenke dauert für die subcapitale Fraktur nie länger als 3 Wochen. In der Regel kann die Gips-

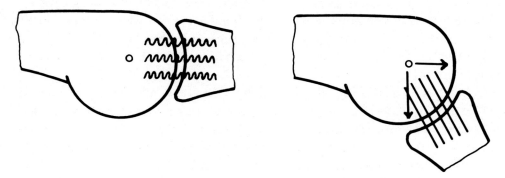

Abb. 2. Zur Gelenksteife der Grundgelenke: Die exzentrische Lage der Gelenksachse bedingt Straffung der Seitenbänder in Beugestellung, Erschlaffen in Streckstellung. Letztere führt zur Schrumpfung mit Verkürzung der Bänder und damit zur *Strecksteife in den Grundgelenken*.

schiene schon nach zwei Wochen temporär für aktive Bewegungsübungen, und nach drei Wochen definitiv, entfernt werden.

3. Operative Behandlung

— *Indikation:* Diese ist immer dann gegeben, wenn die Bedingungen für eine korrekte konservative Behandlung nicht erfüllt sind, d.h. vor allem dann, wenn sich die Fraktur in korrekter Fixationsstellung nicht innerhalb der Toleranzgrenzen einer Achsenfehlstellung retinieren lässt. In solchen Fällen muss unbedingt auf eine abweichende Gipsfixation, veränderte Fixationsstellung, Gipsfixation mit Druck und Gegendruck, Extensionseinrichtungen, usw. verzichtet werden. Sie führen in einem hohen Prozentsatz zu schweren Komplikationen, insbesondere zu Sudeckscher Dystrophie, Druckulcera, Gelenksteifen usw. Hier ist das operative Vorgehen indiziert [2, 3, 5].
— *Operation:* Die operative Technik soll sowohl einfach wie gewebeschonend sein. Die Achsenfehlstellung kann durch axiale, percutane Kirschnerdrahtspickung immer behoben und befriedigend retiniert werden. Allerdings ist die übliche Gipsfixation für zwei, in seltensten Fällen für drei Wochen nötig. Durch sie lässt sich auch die normale Drehachse aufrecht erhalten. Aufwendigere Osteosynthesen mit Schrauben und Platten sind bei diesen rasch heilenden subcapitalen Frakturen immer dann eindeutig als Überbehandlung zu bewerten, wenn nicht gleichzeitig ein erheblicher, durch Einstauchung bedingter Knochendefekt durch einen autologen Span auszugleichen ist. Ihre Anwendung führt häufig zu iatrogenen Schäden, vermeidbaren Komplikationen, ohne entsprechende Vorteile zu bringen (Abb. 3).

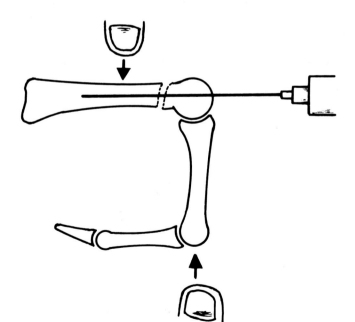

Abb. 3. Technik der percutanen Kirschnerdrahtspickung: Reposition durch Druck und Gegendruck bei 90° Beugung im Grundgelenk.

4. Frakturen am wachsenden Skelett

Bei Frakturen am wachsenden Skelett mit offenen Epiphysenfugen gelangen die üblichen Prinzipien der Frakturbehandlung beim Kinde zur Anwendung. Epiphysenlösungen und Aitken-I-Frakturen *(metaphysäre Frakturen)* können in der Regel geschlossen reponiert und konservativ weiterbehandelt werden. Bei den an den Metacarpalia sehr seltenen Aitken-II- und Aitken-III-Frakturen *(epiphysäre Frakturen)* ist die exakte Reposition sehr wichtig. Die Frakturlinie durchkreuzt hier die Wachstumsfuge direkt. Eine exakte Reposition ist hier unter Umständen nur offen möglich. Als Osteosynthese genügt dabei ein dünner, axialer, die Epiphysenfuge möglichst rechtwinklig treffender Kirschnerdraht [4, 6].

5. Schlussfolgerungen

Die grosse Mehrzahl der subcapitalen Metacarpalefrakturen kann konservativ behandelt werden. Eine operative Behandlung ist nur dann angezeigt, wenn sich die Fraktur innerhalb der Toleranzgrenzen für Achsenfehlstellung nicht mit einer Schiene in korrekter Fixationsstellung retinieren lässt. Dann ist die einfache percutane, axiale Krischnerdrahtspickung die Methode der Wahl. Die Konsolidation erfolgt sehr rasch und eine Fixation über 2–3 Wochen ist kaum je nötig. Auf die korrekte Fixationsstellung ist bei dieser Fraktur ganz besonders zu achten.

Literaturverzeichnis

1. BLOEM, J.J.A.M.: The Treatment and Prognosis of uncomplicated dislocated fractures of the metacarpals and phalanges. Archivum Chirurgicum Neerlandicum, Vol. XXIII-I, 55–65, 1971.
2. DURBAND, M.A.: Metacarpalefrakturen. Dissertation Zürich, 1968.
3. HUNTER, M.M., COWEN, N.J.: Fifth Metacarpal Fractures in a Compensation Clinic Population. J. Bone Joint *52-A,* 1159, 1970.
4. LEONARD, M.E.: Management of fractured fingers in the child. Clin. Orthop. and Rel. Research 73, 1970.
5. RÜEDI, TH.P. et al.: Stable internal fixation of fractures of the hand. The J. of Trauma *11,* 5, 381, 1971.
6. SEGMÜLLER, G.: Zur Problematik der Frakturbehandlung am wachsenden Skelett. Handchirurgie *3,* 3, 109, 1971.

Zur Behandlung offener Frakturen an der Mittelhand

C. Heinz

Neben Lokalisation und Art der Fraktur beeinflussen gerade im Bereich der Hand auch Weichteilmitverletzungen die Wahl der Behandlungsart. Die allgemeinen Grundsätze der offenen Frakturbehandlung gelten uneingeschränkt auch in diesem Bereich, zusätzlich sind aber wichtige Faktoren zu beachten.

1. Allgemeine Grundsätze

— Bei kleinen Hautwunden (Durchspiessungen) wird die Wunde primär verschlossen und die Fraktur kann als geschlossene weiterbehandelt werden.
— Angesichts einer wesentlichen Weichteilwunde ist eine Fraktur selbst dann, wenn man sich grundsätzlich zur konservativen Behandlung entschlossen hat, vor Wundverschluss möglichst exakt offen zu reponieren.

2. Spezielle Gesichtspunkte an der Mittelhand

— *Ausgedehnte Weichteildefekte:* Die Weichteildecke ist vor allem am Handrücken dünn und auf der knöchernen Unterlage sehr verletzlich. Entsprechend gross ist die Nekrosegefahr der Haut bei gequetschten Wundrändern oder im Gefolge von Spannung der Haut durch Hämatom und Ödem. Die Indikationsstellung sowohl zu freier Hautübertragung wie zu Fernlappenplastiken erfolgt nicht restriktiv. Zweckmässig ist es dann, die Metacarpalefraktur stabil zu fixieren, sei es mit Hilfe von AO-Kleinfragmentimplantaten, sei es, wie im subcapitalen Bereich, mit der einfachen axialen, percutanen Kirschnerdrahtspickung. Dies erleichtert die Behandlung der Weichteilprobleme ganz wesentlich.
— *Sehnenverletzungen:* Bei der offenen Mittelhandfraktur treffen begleitende Sehnenverletzungen am häufigsten die Strecksehnen. Sehnennähte bedürfen nach einer 4wöchigen Ruhigstellung der aktiven Bewegungstherapie. Die Fraktur soll deshalb zu diesem Zeitpunkt übungsstabil sein. Dies ist bei der geschlossenen Fraktur in der Regel immer der Fall, bei der offenen, speziell bei Defektfrakturen dagegen nicht unbedingt. Nach erfolgter stabiler Osteosynthese ist einerseits nicht mit grossem Frakturkallus, und damit zusätzlicher Adhäsionstendenz im Bereich des Sehnenkallus zu rechnen, andererseits kann nach erzielter permanenter Stabilisierung des Skeletts die Nachbehandlung der Sehne ohne jegliche Rücksicht auf die gleichzeitig heilende Fraktur erfolgen. Die subcapitale Fraktur, besonders wenn sie eingestaucht und deshalb stabil ist, bedarf keiner Osteosynthese. Im spongiösen Bereich heilt die Fraktur ohnehin im Verlauf von drei Wochen. Nur selten kommen hier instabile Frakturen vor (beispielsweise nach Korrektur einer Palmarkippung von über 40°). Hier ist dann die Stabilisierung mittels axialer Kirschnerdrahtspickung völlig ausreichend.

Grundlagen zur operativen Stabilisierung der Mittelhandfrakturen II–V

U. Heim

1. Pathophysiologie der Mittelhandfrakturen

Aus der *Normalanatomie* ist die Mittelhand als komplexe funktionelle Einheit bekannt. Sie ist Basis und Ausgangspunkt für die Konvergenz der flektierten Finger und die strahlenförmige Divergenz der voll gestreckten Finger; sie ist Ursprung für die die Fingerfunktion koordinierenden kleinen Binnenmuskeln und Hebelarm für die langen Beuger und Strecker der Finger. Die Mittelhand trägt die am Carpus bereits formierte quere Wölbung (Carpaltunnel) in nicht mehr rigider Form nach distal. Alle Greifformen sind bereits durch die anatomische Integrität der Mittelhand geprägt – geradezu abhängig aber von der Eigenbeweglichkeit der einzelnen Mittelhandstrahlen ist die Opposition zwischen Daumen und den ulnaren Langfingern.

Die *pathologische Anatomie,* bedingt durch Brüche der Mittelhandknochen, weist entsprechend viele Aspekte auf:

— Das *Quergewölbe* der Mittelhand bricht ein, sobald einer der Mittelhandstrahlen im mittleren oder distalen Schaftbereich infolge Fraktur nach palmar kippt. Jeder Mittelhandknochen ist Teil des proximal wenig, distal ausgiebig beweglichen Quergewölbes, und deshalb kann jede Fraktur den starren proximalen oder den mobilen distalen Teil des Quergewölbes stören. Jede Abflachung des Quergewölbes beeinträchtigt die Konvergenz der Finger beim Faustschluss.
— *Verkürzung:* Schrägbrüche wie Stauchungsbrüche mit Trümmerzone neigen durch

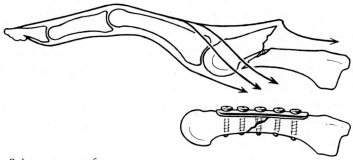

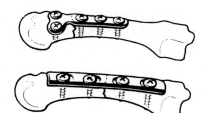

Abb. 1. Die Auswirkungen des Sehnenzuges auf die Fragmentstellung von Metacarpalfrakturen: Verkürzung und Volarknickung des distalen Fragmentes durch Überwiegen der Beugekräfte.
  Stabilisierung mit dorsaler Zuggurtungsplatte: je nach Fraktur wird eine kleine gerade, eine T-Platte oder eine Drittelrohrplatte gewählt. In jedem Fragment sollen mindestens 4 kortikale Gewinde fassen.

überwiegenden Zug der Flexoren zu Verkürzung, gleichzeitig zu Palmarinklination. Im gleichen Sinne wirken die kleinen Binnenmuskeln.

— Die *Kippung* nach palmar und zur Medianen hin ist nicht nur Folge der starken Beugekräfte, sondern auch der Lage des basalen Ringbandansatzes am Hals des Metacarpalköpfchens, und schliesslich der Verschiebung der MP-Gelenkachse nach proximal in die Frakturzone (neuer Drehpunkt). Vor allem das letztere verursacht eine Veränderung des Hebelarmes der Beuger und der Binnenmuskeln und macht diese zu weit stärkeren Beugern (die ,,Bascule" der Franzosen).

— *Hyperextension* im MP-Gelenk: Trotz der Verkürzung führt die Palmarkippung zu einer Verlängerung des notwendigen Gleitweges der Strecker und damit zu vermehrter Anspannung derselben. Daraus resultiert regelmässig eine Überstreckung in den Grundgelenken (Abb. 1).

2. Therapeutische Konsequenzen

— Die Notwendigkeit der Behebung einer ,,reinen Verkürzung" geringen Ausmasses ist umstritten.

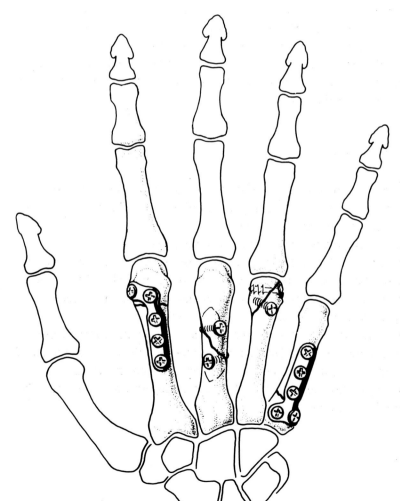

Abb. 2. Typische stabile Osteosynthesen an der Mittelhand im Schema (aus ,,Periphere Osteosynthesen", Springer 1972).

Unstabile Frakturen werden mit kleinen Platten versorgt, Torsions- und artikuläre Schrägbrüche durch Verschraubung, besonders an den beiden Zentralstrahlen.

- Die Volarkippung des Köpfchens bei der häufigen subcapitalen Fraktur wird erstaunlich gut kompensiert am 4. und 5. Strahl. Die Köpfchen der weniger mobilen Strahlen, welche in die Handvola gekippt sind, verursachen jedoch Beschwerden und behindern den Werkzeuggriff.
- Auch geringe Rotationsfehlstellungen, die zum Überkreuzen der flektierten Finger und damit zu schweren Störungen der koordinierten Greiffunktion führen, können nicht toleriert werden.

Die Retention der Frakturen durch Schienenverbände nach geschlossener Reposition ist in vielen Fällen möglich. Die percutane (geschlossene) Spickdrahtfixierung erfordert eine zusätzliche äussere Schienung während Wochen. Nach *offener* Reposition erfolgt die Stabilisierung noch öfters mit Hilfe des Kirschnerdrahtes, einer isolierten Schraube oder aber – unsere Empfehlung – es werden alle funktionsbedingten Kräfteeinwirkungen am Handskelett neutralisiert mit den technischen Mitteln der stabilen Osteosynthese (Abb. 2). Dabei sind zu berücksichtigen:

- einfache, unbelastete Bewegungsübungen,
- bewusste, nicht dosierbare Belastungen bei der Arbeit, z. B. Werkzeuggriff,
- ,,teilbewusste", reflektorische Belastungen sind an der oberen Extremität typisch, z. B. Abstützen auf die Hände beim Aufrichten des Oberkörpers aus liegender Stellung oder beim Aufstehen. Dabei scheinen die beweglichen Randstrahlen ganz besonders exponiert zu sein. Gerade diesen unbewussten Belastungen muss die Osteosynthese an der Hand voll Rechnung tragen, insbesondere wenn die schienenfreie Nachbehandlung konsequent durchgeführt werden soll.

3. Zielsetzung der stabilen Osteosynthese

- Rasche Befreiung der ganzen Hand von jeder Behinderung durch äussere Schienung. Richtig angesetzte Frühbewegung (bei Fehlen jeglicher Ödeme und Schmerzen) verhindert die Sudecksche Osteodystrophie (Abb. 3a–c).
- Verkürzung der Morbidität ohne eigentliche Beschleunigung der Frakturheilung.
- Reduktion der *Infektgefahr* bei offenen Frakturen. Primäre Stabilisierung des Skelettes gestattet aber auch die optimale, primäre Versorgung und Nachbehandlung von Begleitverletzungen wie Integumentdefekte und Sehnenläsionen. Dabei ist nekrosegefärdete Haut niemals geeignet zur Bedeckung von Implantaten.
- Gleichzeitige optimale Behandlung *multipler Frakturen* an der gleichen Hand: kombinierte Fehlstellungen verschiedener Art (Rotation, Adduktion, Volarkippung, usw.) sind bei diesem Frakturtyp nach geschlossener Reposition oft nicht zu vermeiden. Die anatomische, offene Reposition und primäre Stabilisierung sind die Garanten für die restitutio ad integrum [1, 2, 3, 4].

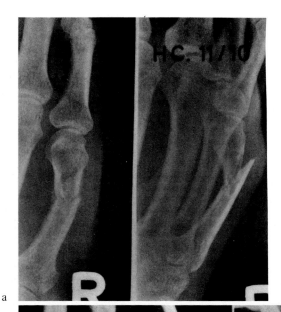

Abb. 3a–c. Plattenosteosynthese einer distalen Mehrfragment-Schaftfraktur von Metacarpale V.

a Patientin B. Clare, 41jährig, Hausfrau. Sturz auf die Hand. Dislozierte Mehrfragmentfraktur mit typischer Verschiebung und Instabilität.
b Primäre Osteosynthese mittels Zuggurtungsplatte. Funktionelle Nachbehandlung. Volle Arbeitsfähigkeit nach 2 Wochen.
c Metallentfernung nach 7 Monaten. Seitengleiche Funktion.

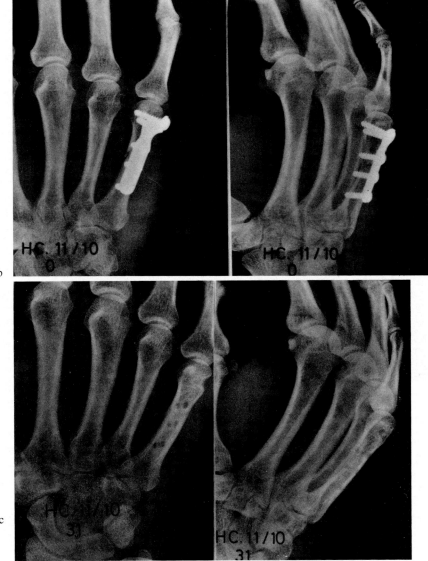

4. Operative Technik

— Interfragmentäre Kompression bei Torsionsbrüchen und langen Schrägbrüchen mittels Zugschrauben [1, 3, 4].
— Axiale Kompression bei Querbrüchen durch Spannung einer Kompressionsplatte [1].
— Kombination: direkte interfragmentäre Kompression durch Schraube und zusätzlich neutralisierende, vorgespannte Platte [1, 4].
— Zuggurtung: ideale Indikation an der Mittelhand aufgrund der kräftigen Beuger und der damit sich ergebenden streckseitigen Dehiszenztendenz [4].
   a) Zwei axiale Kirschnerdrähte (Rotationsstabilität), kombiniert mit kompromisslos streckseitig liegender, gespannter Drahtschlinge bei Fraktur ohne Trümmerzone.
   b) Dorsal (streckseitig) liegende Zuggurtungsplatte bei Trümmerfrakturen, Defektfrakturen und nach Spanzwischenlagerung.

Die technischen Mittel sind differenziert anzuwenden. Bei den besonders exponierten und mobilen Randstrahlen genügt eine Fixation durch Verschraubung allein selten. Zusätzliche Plattenstabilisierung ist erforderlich. Bei der Plattenosteosynthese ohne interfragmentäre Zugschraube sollten in jedem Fragment vier kortikale Gewinde den Schrauben festen Halt gewähren (Abb. 4a—c, 5a und b).

Nicht immer sind die Voraussetzungen für eine adäquate Osteosynthese gegeben: Lokalisation und Art der Fraktur, zusätzliche Weichteilverletzungen und schliesslich die

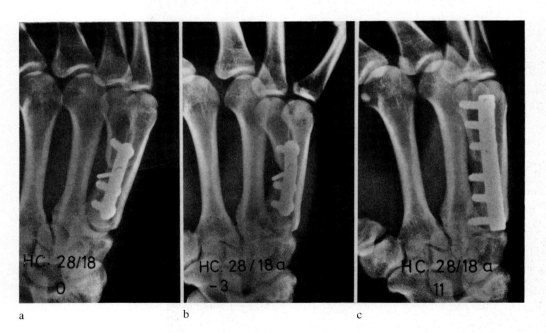

Abb. 4a—c. Ungenügende Osteosynthese.

a und b Pat. B. Josias, 30jährig, Sturz beim Korbballspiel. Mobile diaphysäre Fraktur von M 4. Bei der primären Osteosynthese bricht ein Fragment ein. Es verbleiben eine Verkürzung und ein palmarer Defekt. Es fehlt die palmarseitige Abstützung. Die Platte ist zu kurz. Funktionelle Nachbehandlung ohne äussere Schienung. Es entsteht eine zunehmende Fehlstellung, keine Konsolidation.
c Reoperation nach 10 Wochen mit langer Platte und Spongiosaplastik. Volle Arbeitsfähigkeit 6 Wochen danach, störungsfreie knöcherne Heilung.

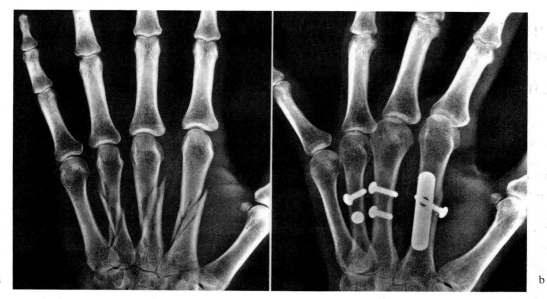

Abb. 5a–b. Stabile Osteosynthese bei multiplen Metacarpalfrakturen.
(Pat. der Chir. Univ. Poliklinik Basel, Leitender Arzt: PD Dr. K. M. PFEIFFER).

a Multiple Metacarpalfrakturen mit Verkürzung und Drehfehler.
b Stabilisierung der Fraktur von M 2 mit Zugschraube und Neutralisationsplatte, der geschützteren Fraktur von M 3 mit Schrauben allein. Die Drehkeilfraktur von M 4 ist eine typische Vasallenfraktur. Sie kann mit 2 Schrauben genügend stabilisiert werden. Einwandfreie Heilung der Frakturen mit voller Funktion nach 28 Wochen.
(Wiedergabe des Falles mit der freundlichen Genehmigung der Herausgeber der „Handchirugie".)

Persönlichkeit des Patienten. Es ist dann die Hand postoperativ durch eine äussere Schienung zu schützen. Diese Schiene aber soll abnehmbar sein (Ruheschiene), damit geführte Bewegungsübungen dennoch frühzeitig und ohne Gefahr angesetzt werden könken.

Zusammenfassung

Den Frakturen der Metacarpalia, meist geschlossen und ohne operative Stabilisierung behandelt, liegen spezielle, aber leicht von der Normalanatomie abzuleitende pathomechanische Faktoren zugrunde. Werden diese bei der operativen Stabilisierung vollumfänglich berücksichtigt und werden die heute zur Verfügung stehenden technischen Mittel adäquat eingesetzt, so überwiegen ohne Zweifel die Vorteile der Osteosynthese gegenüber den bekannten und oft zitierten Nachteilen derselben. Die restitutio ad integrum allein aber darf das Ziel der operativen Frakturbehandlung sein.

Literaturverzeichnis

1 HEIM, U., PFEIFFER, K. M.: Periphere Osteosynthesen unter Verwendung des Kleinfragment-Instrumentariums der AO. Springer, Berlin/Heidelberg/New York 1972.
2 HEIM, U., PFEIFFER, K. M., MEULI, H. CH.: Resultate von 332 AO-Osteosynthesen des Handskelettes. Handchirurgie 5, 71, 1973.
3 PANNIKE, A.: Handchirurgische Osteosynthesen. Springer, Berlin/Heidelberg/New York 1972.
4 SEGMÜLLER, G.: Operative Stabilisierung am Handskelett. Huber, Bern/Stuttgart/Wien 1973.

Luxationen und Luxationsfrakturen der carpo-metacarpalen Gelenke II–V

R. Hehl

1. Anatomisch-biomechanische Voraussetzungen

Die Carpo-Metacarpalgelenke der vier ulnaren Finger sind nach Lanz und Wachsmuth straffe Amphiarthrosen [1] mit geringer, aber unterschiedlicher Beweglichkeit. Im wesentlichen handelt es sich um modifizierte, flache Sattelgelenke, mit Vertiefungen und Erhöhungen, die sich ineinander „verzahnen". Sie werden durch starke volare und dorsale carpo-metacarpale und interossäre Bänder in ihrer Bewegungsfreiheit eingeschränkt. Die Bandverbindung ist am zweiten und am dritten Metacarpale besonders straff, so dass man hier von zwei fixierten Strahlen spricht, deren Funktion vornehmlich darin besteht, die Bewegungen des Carpus auf die Finger weiterzuleiten. Dagegen sind die Bänder des vierten und fünften Strahles deutlich lockerer und ermöglichen damit eine eigentliche messbare Flexions-/Extensionsbewegung, welche nach R. Fick am Metacarpale IV bis zu 15° und am Metacarpale V bis zu 30° beträgt [3, 4]. Wegen der beschriebenen Gelenkform und der starken Bandverbindungen sind *Luxationsfrakturen* der vier ulnaren Metacarpalbasen selten, reine *Luxationen* bilden sogar die Ausnahme. In einer sorgfältigen Zusammenstellung von fast 80 Publikationen der Weltliteratur seit 1844 fanden Waugh und Yancey 1948 zusammen mit zwei eigenen Fällen insgesamt 90 Luxationen der Carpo-Metacarpalgelenke II–V. Dabei handelt es sich 26mal um Kombinationen von 2, 3 oder 4 verschiedenen Gelenken. Am häufigsten war das Carpo-Metacarpalgelenk V betroffen, nämlich 13mal allein und 48mal kombiniert mit anderen MCP-Gelenken [7].

2. Art der Läsion

Als hauptsächlichster Verletzungsmechanismus sind axiale Schläge gegen die Metacarpaleköpfchen durch Faustschlag oder Sturz auf die Faust sowie die direkte Mittelhandquetschung zu nennen. Dabei kommt es je nach der Richtung einwirkender Gewalt zu dorsaler oder volarer Luxation, respektive Luxationsfraktur. Die Verrenkung nach volar ist allerdings äusserst selten. Die Luxationsfrakturen sind deshalb weit häufiger als Luxationen, weil wegen der starken volaren Bänder meist ein mehr oder weniger kleines volares Basisfragment stehen bleibt, analog der Bennettfraktur am Metacarpale I. Bei nach dorsal luxierter oder subluxierter Metacarpalebasis ist ebenfalls der dorsalseitige Kapselbandapparat gerissen und es fehlt deshalb die streckseitige Zugfestigkeit. Durch den Zug der Flexorsehnen werden die Metacarpaleköpfchen nach volar gekippt und es entsteht eine Instabilität der Fingergelenkskette durch Wegfall des Muskelgleichgewichtes (Bunnell [2]). Das Metacarpo-Phalangealgelenk gerät in Hyperextension, das proximale Interphalangealgelenk in Flexionsstellung (Abb. 1). Der Faustschluss ist gestört. Der Kleinfinger nimmt eine Sonderstellung ein wegen der nach ulnar geneigten Gelenkfläche, der Wirkung der Hypothenarmuskulatur und der Insertion der Sehne des Exten-

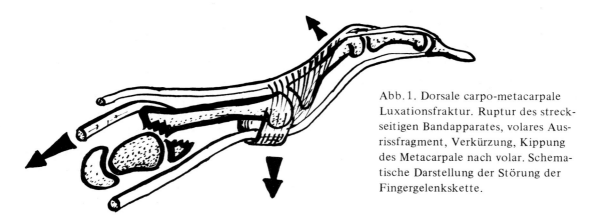

Abb. 1. Dorsale carpo-metacarpale Luxationsfraktur. Ruptur des streckseitigen Bandapparates, volares Ausrissfragment, Verkürzung, Kippung des Metacarpale nach volar. Schematische Darstellung der Störung der Fingergelenkskette.

sor carpi ulnaris an der Basis des Metacarpale V. Diese Faktoren verstärken hier die dorso-ulnare Subluxation der Basis des 5. Mittelhandknochens und bewirken eine Flexions-Adduktionsfehlstellung des Schaftes. Die Luxationsfraktur des Carpo-Metacarpalgelenkes V wird deshalb der Bennettfraktur des Daumens weitgehend gleichgestellt.

3. Klinik

Die Diagnose der carpo-metacarpalen Luxation ergibt sich aus:
1. der Schwellung über Metacarpalebasis mit umschriebener Schmerzhaftigkeit (am Ort der Läsion selbst).
2. der Depression der Köpfchen der betroffenen Metacarpalia mit Abflachung des Hohlhandbogens (fern der Läsion).
3. dem Röntgenbild: Luxationsfrakturen mit geringer Dislokation lassen sich auf der klassischen dorso-volaren und seitlichen Projektion nicht immer mit Sicherheit erkennen. Bei Verdacht auf einen Verrenkungsbruch an der Mittelhandbasis sind deshalb Schrägaufnahmen zu fordern (BORA et al. [1]).

Klinisch sind je nach Ausmass der Verletzung im Hinblick auf die Therapie drei Gruppen zu unterscheiden:

Gruppe I: *Reine Luxationen,*
Gruppe II: *Luxationsfrakturen,*
Gruppe III: *Luxationsfrakturen mit intraartikulärem Mehrfragmentbruch* und/oder mit Verletzung des proximalen Gelenkpartners, d.h. des Carpus.

4. Therapie

Jegliche restitutio ad integrum beruht auf korrekten Längenverhältnissen der einzelnen Mittelhandstrahlen sowie auf der Wiederherstellung des Längs- und des Quergewölbes des Metacarpus. Nach adäquater Behandlung sind die Behandlungsergebnisse vor allem bei der Gruppe I und II durchwegs gut.

a) *Geschlossene Verletzung:* Bei frischen Verletzungen der Gruppen I und II gelingt die

Reposition leicht. Es besteht aber die Gefahr der Reluxation ganz einfach deshalb, weil die Zugfestigkeit der dorsalen Bandverbindungen durch die Reposition allein nicht wieder hergestellt ist. Besonders leicht reluxiert die Gruppe II. Durch die knöcherne Absprengung volarseits verringert sich die Kontaktzone der ineinandergreifenden Gelenkflächen und damit auch die Stabilität. Hier genügt die alleinige Retention im Gipsverband selten. WAUGH und YANCEY empfehlen denn auch die Ruhigstellung in forcierter Extensionsstellung. Wir selbst ziehen die Kirschnerdrahtfixation vor. Meist sind zwei Kirschnerdrähte notwendig. Sie werden percutan streckseitig von distal her durch die Basis des oder der reponierten Metacarpalia eingebort und im Carpus verankert, wobei die Kirschnerdrähte mit Vorteil durch die distale *und* proximale Handwurzelreihe geführt werden (Abb. 2a, b). Die Verankerung in der distalen Reihe allein ergibt einen zu kurzen Hebelarm. Die postoperative Ruhigstellung beschränkt sich dann auf eine volare Gipsschiene. Diese erlaubt sofortige Aufnahme der Übungen aller Fingergelenke. Die Kirschnerdrähte werden nach drei Wochen entfernt.

b) *Offene Luxationsfrakturen:* Die Reposition erfolgt offen unter Sicht. Eingeschlagene Weichteile werden entfernt. Nach der Reposition lassen sich die zerrissenen dorsalen Bandanteile direkt nähen. Eine zusätzliche Kirschnerdrahtspickung, wie unter a) beschrieben, ist dennoch notwendig für 8 Wochen.

c) Bei *schwereren Verletzungen der Gruppe III* genügt die einfache Reposition zur Wiederherstellung normaler Verhältnisse nicht. Geeignete Mehrfragmentfrakturen werden nach sorgfältiger offener Reposition stabil fixiert (interfragmentäre Kompression) mit dem Ziel der Erhaltung einer zumindest teilweisen Funktion der Gelenke. Bei intraartikulären Trümmerfrakturen und Mitverletzung des Carpus schliesslich lassen

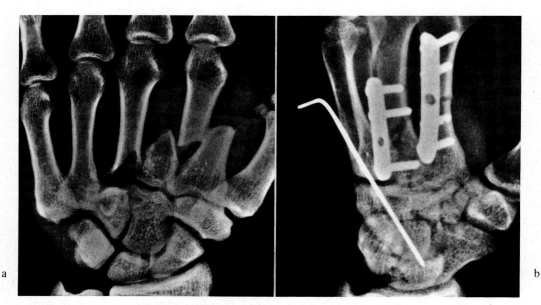

Abb. 2a—b. *Luxation und extraartikuläre Fraktur:*

a Einfache Luxation der Carpo-Metacarpalgelenke IV und V kombiniert mit Basisfraktur der Metacarpalia II und III.

b Die Wiederherstellung der Länge, des Längs- und Quergewölbes der Mittelhand mittels stabiler Osteosynthese der beiden Frakturen und Reposition der luxierten Metacarpalia IV und V. Zur Retention genügt ein Kirschnerspickdraht.

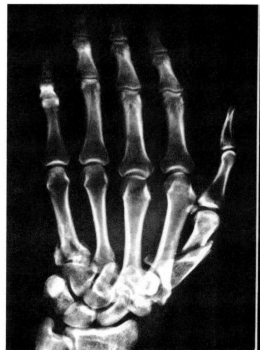
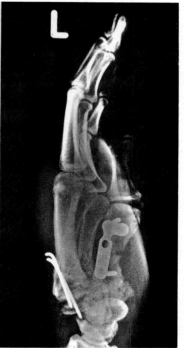
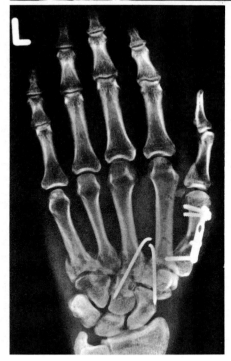

Abb. 3a–c. *Intraartikuläre Trümmerfrakturen mit Einschluss des Carpus:*

a Luxationsfrakturen der carpo-metacarpalen Gelenke II–V mit Zertrümmerung von Metacarpalebasen sowie Capitatum und Trapezium. Verkürzung II und III, querer Mittelhandbogen „flach"!

b und c Bei diesem Verlust des Fundamentes der Mittelhand ist die hier vorgenommene einfache Reposition und Kirschnerdrahtstabilisierung *ungenügend*. Vor allem müssten die Kirschnerdrähte (siehe Text) fest verankert sein sowohl in der distalen wie in der proximalen Carpalknochenreihe. Eine Wiederherstellung des Fundamentes der Mittelhand durch Arthrodese mit Spaneinbau ist vorzuziehen.

sich dauernde Störungen nur durch eine primäre carpo-metacarpale Arthrodese mit Einbau eines kortiko-spongiösen Spanes vermeiden (Abb. 3). Die Gelenkfuntion wird aufgegeben zugunsten eines stabilen Fundamentes für das Längsgewölbe des ganzen Strahles.

d) *Veraltete Verletzungen der Gruppe I und II:* Die offene Reposition ist notwendig. Narbengewebe und Interponate werden ausgeräumt. Ein grosses Abrissfragment kann

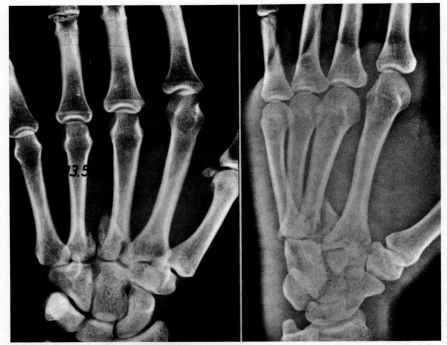
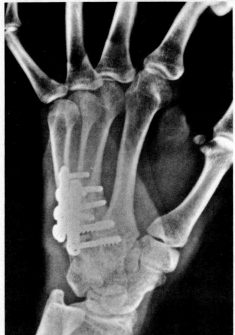

Abb. 4a–c. *Verrenkungsbruch Metacarpale III und IV:*

a und b Veraltete Luxationsfraktur der Metacarpalebasen III und IV, geheilt in dislozierter Stellung. Mittelhandbogen abgeflacht. Patient klagt über schmerzhaften und geschwächten Faustschluss.

c Wiederherstellung des Handgewölbes durch Osteotomie in den alten Frakturebenen und Stabilisierung mit Kleinfragmentplatten. Handfunktion normalisiert.

analog der Bennettschen Fraktur mit Hilfe einer Zugschraube stabilisiert werden. Der Kapselbandapparat soll auch bei veralteten Fällen dargestellt und adaptiert werden. Die Reposition ist mit Hilfe der transfixierenden Kirschnerdrähte in der oben beschriebenen Weise zu sichern (Abb. 4).

Literaturverzeichnis

1. BORA, F.W., DIDIZIAN, N.H.: The Treatment of Injuries to the Carpometacarpal Joint of the Little Finger. J. Bone Jt. Surg. *56-A,* 1459, 1974.
2. BOYES, J.H.: Bunnel's Surgery of the Hand. 4th Ed. J.B. Lippingcott Co., Philadelphia 1964.
3. FICK, R.: Anatomie der Gelenke. In: Handbuch der Anatomie und Mechanik der Gelenke. G. Fischer, Jena 1904.
4. FICK, R.: Spezielle Gelenk- und Muskelmechanik. In: Handbuch der Anatomie und Mechanik der Gelenke. G. Fischer, Jena 1911.
5. FLYNN, J.E.: Hand Surgery, 2nd Ed. The Williams & Wilkons Co., Baltimore 1975.
6. V. LANZ, T., WACHSMUTH, W.: Praktische Anatomie, I/3, Arm, 2. Auflage. Springer, Berlin/Göttingen/Heidelberg 1959.
7. WAUGH, R.L., YANCEY, A.G.: Carpo-metacarpal Dislocations. With Particular Reference to Simultaneous Dislocation of the Bases of the Fourth and Fifth Metacarpals. J. Bone Jt. Surg. *30-A,* 397, 1948.

Luxationsfrakturen an der Basis des Metacarpale I (Sattelgelenk) Typus Bennett und Typus Rolando

K. M. Pfeiffer

1. Einleitung

Intraartikulären Frakturen wie auch Luxationsbrüchen kommt naturgemäss immer eine erhöhte Bedeutung zu, gesellt sich doch zum Frakturproblem auch dasjenige der Gelenkkongruenz. Immerhin neigen reponierte intraartikuläre Frakturen nicht unbedingt zu Instabilität. Eine Ausnahme dazu bildet die intraartikuläre Fraktur vom Typus Bennett [1, 4, 18, 20, 23]. *Sie bleibt nach der geschlossenen Reposition instabil* infolge partieller Kapselbandzerstörung am radio-dorsalen Aspekt des Sattelgelenkes und als Folge des gezielten Muskelzuges (Abduktor pollicis longus) am Hauptfragment. Je nach dem Ausmass der Zerstörung des Kapselbandapparates am Hauptfragment gleitet das letztere unbehindert auf dem Sattel des Trapeziums in radio-dorsaler Richtung weg in eine Subluxations- oder in eine vollständige Luxationsstellung. Das palmar-ulnarseitig abgesprengte kleine Gelenkfragment verharrt dabei in anatomisch korrekter Stellung, da das Ligamentum trapezo-metacarpale ulnare an diesem Fragment ansetzt und unversehrt ist. Die Behandlung beruhte deshalb seit vielen Jahren auf einer operativen Stabilisierung mittels Kirschnerdrähten, lange schon vor dem Aufkommen neuer stabiler Osteosynthesetechniken.

2. Frakturmechanismus

Der Häufigkeit nach stehen die Basisbrüche am Metacarpale I an 2. Stelle aller Metacarpalfrakturen [24]. Als Unfallursache finden wir vor allem Stürze vom Fahrrad und Moped. Nach meinem Dafürhalten bleiben einzelne Momente des Frakturmechanismus noch immer ungeklärt und mit grosser Wahrscheinlichkeit ist nicht eine einheitliche Gewalteinwirkung für alle diese Brüche verantwortlich, sondern es gibt deren mehrere. Von

Tab. 1. Krankengut: Die Aufschlüsselung der intraartikulären Luxationsfrakturen an der Basis des Metacarpale I zeigt die auffallende Häufigkeit des Rolando-Frakturtypus und ebenso der übrigen nicht typischen Bennettfrakturen (1967–1973).

		operiert	nachuntersucht
Frakturtyp	Bennettfrakturen	23	17
	Pseudo-Bennettfrakturen	12	6
	Rolandofrakturen	13	8
	Übrige Frakturformen	12	10
	Total	60	41

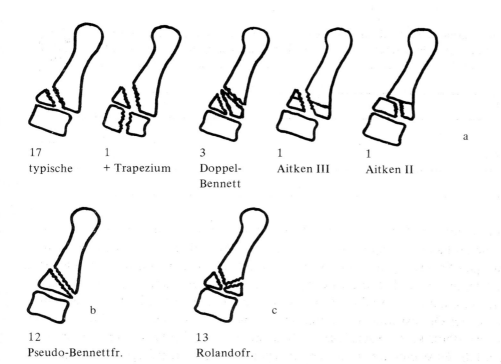

Abb. 1a—c. Frakturformen an der Basis des ersten Mittelhandknochens (Kollektiv 1967—1973).

a 23 Bennettfrakturen: davon 17 typische Frakturen, 1 Fraktur mit Beteiligung des Trapeziums.
b Pseudo-Bennettfrakturen: Das Gelenkfragment umfasst die gesamte Gelenkfläche. Der Zug des Abduktor pollicis longus am Hauptfragment bleibt aber als dislozierender Faktor voll wirksam.
c Rolandofraktur: Platzeffekt infolge Längsstauchung des Metacarpale I in „neutraler" Mittelstellung.

Übrige Frakturformen: 12

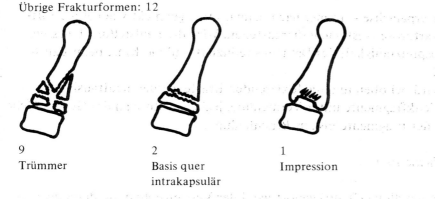

Abb. 2. Atypische Basisfraktur Metacarpale I.

GEDDA und MOBERG [7] sowie von KLEINSCHMIDT und WILHELM [11] wird die Bennettsche Luxationsfraktur als *Abriss des ulnar-volaren* metacarpalen „Sattelknaufs" interpretiert, was das Herausgleiten des Metacarpale aus dem Sattel des Trapezium nach dorso-radial, entsprechend dem Zug des Abduktor pollicis longus ermöglicht. Ein derartiger Ausrissmechanismus wäre möglich beim Sturz auf die gespreizte Hand mit voll gestrecktem und abduziertem Daumen (Tab. 1) (Abb. 1, 2).

Ein gegenteiliger Mechanismus, nämlich die Längsstauchung des Mittelhandknochens

Tab. 2. Unfallmechanismen: Es dominieren eindeutig die *Verkehrsunfälle*, gefolgt von *Sportunfällen*. Dabei steht der axiale Stauchungsmechanismus in Oppositionsstellung des Daumens im Vordergrund.

Arbeitsunfall	9
Verkehrsunfall	21
Sportunfall	10
Häuslicher Unfall	1
Total	41

in flektierter und opponierter Stellung des Daumens, scheint uns häufiger vorzukommen, denn in sehr vielen Fällen kann dorsal über dem ersten Mittelhandköpfchen eine Kontusionsmarke oder Schürfung gefunden werden, gerade bei den erwähnten Mopedstürzen (Tab. 2). Die traumatisierende Stosswirkung bei der erwähnten Hand- und Daumenstellung tritt auf, wenn beim Aufprall die Griffe des Mopedlenkers noch kräftig festgehalten werden. Ein solcher Oppositions-Stauchungsmechanismus wurde auch von BENNETT [1] selbst, sowie von BÖHLER, BUNNELL, EHALT, MERZ, SCHLÄPFER, SCHUMANN und anderen angenommen. Ich selbst möchte vermuten, dass vor allem die Mehrfragmentbrüche vom Typus Rolando auf diese Weise entstehen [3, 4, 6, 12, 18].

3. Therapie

Behandlungsziele

a) Die korrekte Metacarpalachse — immer nach palmar-ulnar geknickt wie bei der fortgeschrittenen Rhizarthrose — ist wiederherzustellen. Wird die Fehlstellung belassen, dann bleibt die Abspreizfähigkeit des Daumens reduziert und die Kraft beim Faustschluss vermindert.
b) Die Subluxation wird behoben und die luxierenden Kräfte werden neutralisiert.
c) Reposition der Gelenkfragmente unter Vermeidung jeglicher Stufe an der Gelenkfläche und Stabilisierung der Fragmente bis zur Bruchheilung.

Therapeutische Möglichkeiten

a) Die funktionelle Behandlung (BLUM) gehört wohl der Vergangenheit an, denn die verbleibende Subluxation des Gelenkes führt früher oder später zu erheblichen Störungen [2].
b) Reposition und äussere Ruhigstellung (Gipsfixation): Sie wurde zuletzt von POLLEN [16] befürwortet und kommt u. E. nur für extraartikuläre Querbrüche, nicht aber für Luxationsbrüche in Frage. Die Retention des reponierten Hauptfragmentes erfordert einen konstanten Gipsdruck über der Basis des Metacarpale I, was zu Schmerzen und Hautschäden führen kann. Wiederholte Röntgenkontrollen können bei Lockerung des Gipsverbandes die Reluxation wohl nicht „verhindern", vielleicht aber frühzeitig zu erkennen geben.

c) Extension: Diese hatte zum Ziele, durch Zug am Metacarpaleköpfchen oder weiter distal den pathologischen Zug des langen Daumenstreckers zu neutralisieren. Die letzte Variante stammt von SPANGBERG und THOREN [20]. Der Zug setzte am radialen Aspekt des Metacarpale I an. Wir selbst verfügen über keine Erfahrungen mit dieser Methode. Einfachere Brüche wurden von den Autoren jedoch offenbar mit Erfolg behandelt (siehe Tabelle).

d) Retentions-Kirschnerdraht: Zwischen 1940 und 1960 wurden verschiedene percutane Kirschnerdrahtspickungen eingeführt, alle mit dem Ziel, das – ohne operative Freilegung – erzielte Repositionsergebnis zu sichern. Die verschiedenen Methoden [9, 10, 13, 21, 22] (Abb. 3) sind einfach, wenig aufwendig und bei frischen Frakturen von grossem Nutzen. Der Wert der einmal gewählten Technik hängt allein von einer völlig stufenlosen Reposition der Gelenkfragmente ab. Sie eignen sich grundsätzlich für gut reponible Bennettfrakturen, die keine zusätzlichen intraartikulären Fragmente aufweisen.

Durch die zusätzliche Gipsfixation von vier bis sechs Wochen – bis zur Entfernung der Kirschnerdrähte – lassen sich Ermüdungsbrüche und vorzeitige Lockerung der Bohrdrähte vermeiden. Dasselbe Verfahren ist ebenfalls bei der sehr seltenen, reinen Sattelgelenksluxation effizient.

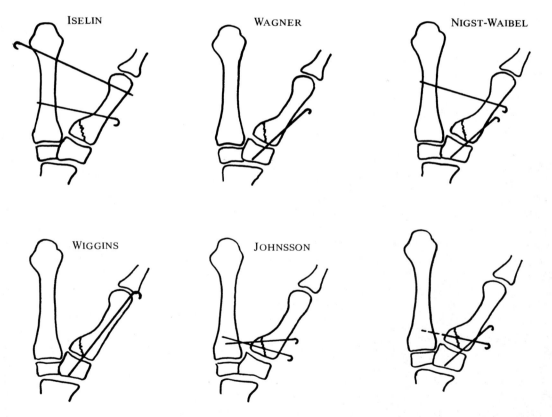

Abb. 3. Retentions-Osteosynthese-Verfahren. Nach der eigentlichen Reposition liegt das Schwergewicht der Behandlung auf der Retention des Hauptfragmentes, besonders deutlich erkennbar an der Technik nach ISELIN, WAGNER und NIGST. Der oder die retinierenden Kirschnerdrähte setzen allein am Hauptfragment an und stabilisieren dieses an das 2. Metacarpale und/oder transartikulär an das Trapezium.

e) Offene Reposition und Bohrdrahtspickung: Da völlige Stufenfreiheit der Gelenkfläche mittels geschlossener Reposition häufig nicht bewerkstelligt werden kann, hat schon BUNNELL die offene Reposition und Bohrdrahtretention für spezielle Fälle empfohlen. GEDDA und MOBERG sahen in der *offenen Reposition* schliesslich die Methode der Wahl [7]. Von ihnen stammt der palmare Zugang zum Sattelgelenk. Auch wir benützen diesen Zugang, vor allem weil er sich bei Trümmerfrakturen nötigenfalls mit einem dorsalen Zugang kombinieren lässt. Der palmare Zugang erlaubt nicht nur eine exakte Reposition, sondern es konnte erstmals das kleine ulnar-palmare Fragment an das Hauptfragment unter Sicht mittels Bohrdrahtfixation stabilisiert werden. Eine zusätzliche Gipsfixation ist unerlässlich. Die Spickung reicht nicht aus um den starken Zug des Daumenstreckers auf die Dauer zu neutralisieren.

f) Offene Reposition und stabile Osteosynthese: Heute stehen voll stabilisierende Operationstechniken zur Verfügung [5, 8, 14, 15, 19]. Wird der Fraktur-situs schon breit eröffnet zur sicheren Reposition, dann erscheint es uns logisch, diejenige innere Fixation zu wählen, welche ohne zusätzliche Gipsruhigstellung auskommt. Die Nachbehandlung ist *funktionell* mit all den bekannten Vorteilen. Ausreichend ist in den Fällen mit einem grossen Kantenfragment die reine Verschraubung mittels Zugschraube (Abb. 4), in seltenen Fällen ist diese mit einer Zuggurtungsplatte zu ergänzen (Abb. 5). Kleinstfragmente oder Trümmerbrüche mit kleinen Fragmenten eignen sich nicht zur stabilen Osteosynthese. Hier kommt die Bohrdrahtadaptationsosteosynthese zu ihrem Recht (in unserem Krankengut vier Mal in 70 Fällen). Die Indikation zur offenen Reposition und zur stabilen Osteosynthese sehen wir deshalb insbesondere bei veralteten und deshalb irreponiblen Bennettfrakturen sowie bei allen dislozierten Mehrfragment- und Trümmerbrüchen vom Typus Rolando (Abb. 6) [17].

Die Nachbehandlung stützt sich auf die Belastbarkeit der erreichten Osteosynthese. Dies kann von Fall zu Fall variieren. Liegt beispielsweise palmarseits eine Trümmer-

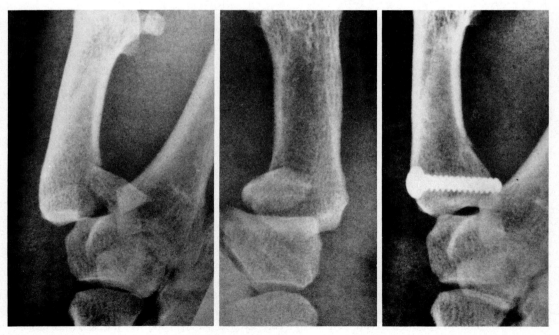

Abb. 4a—c. Osteosynthese durch interfragmentäre Kompression mittels typischer Zugschraubentechnik.

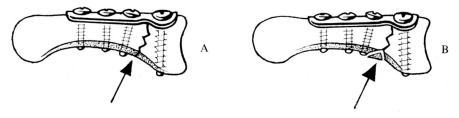

Abb. 5. *Zuggurtungsplatte.* Sie liegt streckseitig, hier schematisch zur Stabilisierung einer Basis-Querfraktur dargestellt. Die proximalste Schraube kann aber als Zugschraube bei einer *typischen Bennettfraktur* verwendet werden.

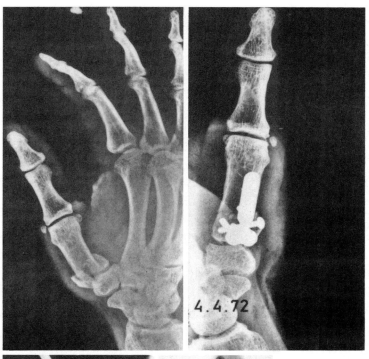

Abb. 6a–d. Rolando-Frakturtyp: Rekonstruktion der Gelenkfläche, dann wenn möglich interfragmentäre Kompression mittels Zugschraube und Neutralisierung der starken Beugekräfte durch streckseitig liegende Zuggurtungsplatte.

zone vor, die keine plattenferne kortikale Abstützung ermöglicht, dann ist bei der funktionellen Nachbehandlung Zurückhaltung geboten, da es sonst zur Plattenverbiegung kommen kann, umsomehr als diese Frakturen nach der Osteosynthese rasch schmerzfrei werden und damit auch voller Belastung ausgesetzt werden können. Einzelne Schrauben können ohne Nachteil insitu belassen werden, während Platten nach 4–6 Monaten (oder später) zu entfernen sind.

4. Ergebnisse

a) *Radiologisch:* Die Analyse von 41 Fällen von intraartikulären Basisfrakturen des ersten Metacarpale zeigen, dass nicht selten eine palmarseitige, periostale Knochenneubildung (Kallusbrücke) mit Abstützfunktion auftritt. Ebenfalls bleiben, in unserem Krankengut nicht selten, kleine Gelenkstufen zurück, die – bei allerdings noch allzu kurzer Beobachtungszeit – nur in einem Fall zu einer *deutlichen* posttraumatischen Arthrose führten (Tab. 3). Die verbleibende Achsenknickung ist Folge unvollständiger Reposition, knöchernem Substanzverlust palmarseits durch Einstauchung oder durch unzureichende Abstützung palmarseites bei kleiner Trümmerzone.

b) *Funktionell:* Auf der Tabelle 4 sind funktionelle Ergebnisse wiedergegeben. Bewegungseinbussen, mit Grad 0 und 1 bezeichnet, sind funktionell von geringer Bedeutung. Bei der funktionell anspruchsvollsten kombinierten Bewegung der Opposition/Flexion finden sich Einschränkungen von Grad 2 und 3 nur in drei Fällen. Das funktionelle Resultat nach dieser intraartikulären Frakturengruppe, die auch die Mehrfragmentbrüche einschliesst, darf als gut bezeichnet werden. Von Bedeutung ist die Rentenhäufigkeit sowie die Dauer der Morbidität im Vergleich mit ähnlichen Zusammenstellungen in der Literatur (Tab. 5).

c) *Subjektive Angaben:* Auch in unserem Krankengut findet sich sowohl ein Fall mit Ruheschmerzen wie auch eine beträchtliche Patientenzahl mit arbeitsabhängigen Beschwerden (Tab. 6). Daraus schliessen wir, dass dieser Frakturtypus unsere uneingeschränkte Aufmerksamkeit verdient und dass bislang keineswegs alle Fälle einer befriedigenden Therapie zugeführt werden konnten. Langzeitbeobachtungen dürften schliesslich erst erschöpfend über die Häufigkeit posttraumatischer Arthrosen Auskunft geben. Da es sich in der Mehrzahl der Fälle um jüngere Patienten handelt, fällt auch eine behandlungsbedürftige posttraumatische Arthrose noch mitten in das erwerbsfähige Alter des betroffenen Patienten. Wir postulieren deshalb weitere Anstren-

Tab. 3. Spätergebnisse: Radiologische Befunde (n = 41)

Palmare Kallusapposition		33
Achsenknickung 15/20/25/25°		4
Stufe im Gelenk		13
Subluxation im Sattelgelenk		3
Posttraumatische Arthrose	– leicht	2
	– deutlich	1

Tab. 4. Funktionelle Ergebnisse: Bewegungseinbussen einzelner Bewegungsrichtungen sind von geringer Tragweite. Von grosser Bedeutung ist die kombinierte Funktion: Opposition/Flexion. Bei 8 Fällen sind unterschiedliche Einschränkungen bei dieser kombinierten Funktion festzustellen (Grad 1–3).

Grad	0	1	2	3
Extension/Flexion MP + IP	27	10	3	1
Radialabduktion im Sattelgelenk	26	12	1	2
Palmarabduktion im Sattelgelenk	32	6	2	1
kombinierte Opposition/Flexion	33	5	2	1

Bewertung

Grad	0	1	2	3
Extension/Flexion (Einschränkung MP + IP zusammen)	0–10°	11–25°	26–40°	über 40°
Radial- und Palmarabduktion (Einschränkung)	0–5°	6–15°	16–25°	über 25°
Kombination Opposition/Flexion (Distanz Daumen–P I/V)	0–1 cm	1,1–2,5 cm	2,6–3,5 cm	über 3,5 cm

Tab. 5. Literaturangaben über Behandlungsergebnisse.

Autor, Methode	n	⌀ Dauer Behandlung Tage	⌀ Dauer Arbeitsunf. Tage	Zahl Rentenfälle
WINTERSTEIN 1927 konservative Therapie	143	60,5	<60	19,2%
ZOLLINGER 1934/1935 konservative Therapie	76	59,2	<60	8,8%
SPANGBERG und THOREN 1963 oblique sceletal traction (nur Bennett)	34	>60	60	2,9%
GEDDA und MOBERG 1953 offene Spickung (nur Bennett)	24	64	<64	8,3%
DURBAND 1968 ⅔ Spickung, ⅓ Schrauben und Platten	13	142,8	83,2	9,8%
PFEIFFER und STOTZ 1974 Schrauben + Platten + einzelne Spickungen	41	57,2	49,7	7,3%

gungen mit dem Ziel einer vollständigen Gelenkwiederherstellung, besserer Stabilität und schliesslich restitutio ad integrum.

Literaturverzeichnis

1 BENNETT, E.H.: Fractures of the Metacarpal Bones. Dublin J. of Med. Science *72*, 72, 1882.

Tab. 6. Spätergebnisse: Die Häufigkeit von Rest- oder Dauerbeschwerden darf einerseits als Hinweis auf die Schwere der Verletzung und andererseits auf noch ungelöste Behandlungsprobleme gelten (n = 41).

keine Schmerzen	29
häufige Schmerzen	1
Dauerschmerzen	1
arbeitsabhängige Schmerzen	10
Total	41

2 BLUM, L.: Treatment of Bennett's fracture-dislocation of first metacarpal bone. J. Bone Jt. Surg. *23-A,* 578, 1941.
3 BÖHLER, L.: Die Technik der Knochenbruchbehandlung im Frieden und Kriege. W. Maudrich, Wien 1941.
4 BUNNELL, S.: Surgery of the Hand. J. B. Lippincott Cie., Philadelphia/London/Montreal, 2nd. Ed. 1944.
5 DURBAND, M. A.: Metacarpalefrakturen unter besonderer Berücksichtigung der therapeutischen Möglichkeiten aus neuester Sicht. Diss. Zürich 1969.
6 EHALT, W.: Über Brüche des 1. Mittelhandknochens und ihre Behandlung. Arch. orthop. Unfall Chir. *27,* 515, 1929.
7 GEDDA, K. O., MOBERG, E.: Open reduction and osteosynthesis of the socalled Bennett's fracture in the carpo-metacarpal joint of the thumb. Acta orthop. Scand. *22,* 249, 1953.
8 HEIM, U., PFEIFFER, K. M.: Periphere Osteosynthesen. Springer, Berlin/Heidelberg/New York 1972.
9 ISELIN, M., BLANGUERNON, S., BENOIST, D.: Fractures de la base du 1er métacarpien. Mém. Acad. Chir. *82,* 771, 1956.
10 JOHNSON, E.: Fracture of the base of the thumb. J. Amer. med. Ass. *126,* 27, 1944.
11 KLEINSCHMIDT, W., WILHELM, A.: Zur Behandlung der Bennett'schen Fraktur. Chirurg *34,* 407, 1963.
12 MERZ: zit. nach Arnold, K., Schumacher D., Tausch, W. „Über die intraartikulären Basisfrakturen des Metacarpus I". Beitr. Orthop. *16,* 392, 1969.
13 NIGST, H., WAIBEL, P.: Zur Therapie der frischen Frakturen des Metacarpale I. Schweiz. med. Wschr. *85,* 557, 1955.
14 PANNIKE, A.: Osteosynthese in der Handchirurgie. Springer, Berlin/Heidelberg/New York 1972.
15 PFEIFFER, K. M.: Fortschritte in der Osteosynthese von Handfrakturen. Handchirurgie *8,* 17, 1976.
16 POLLEN, A. G.: The conservative treatment of Bennett's fracture-subluxation of the thumb metacarpal. J. Bone Jt. Surg. *50-B,* 91, 1968.
17 ROLANDO, S.: Fracture de la base du premier métacarpien et principalement sur une variété non encore décrite. Presse médicale *18,* 303, 1910.
18 SCHLÄPFER, K.: Die Bennett'sche Fraktur. Dtsch. Zschr. Chir. *143,* 207, 1918.
19 SEGMÜLLER, G.: Operative Stabilisierung am Handskelett. Huber, Bern/Stuttgart/Wien 1973.
20 SPANGBERG, O., THOREN, L.: Bennett's fracture. J. Bone Jt. Surg. *45-B,* 732, 1963.
21 WAGNER, C. J.: Method of treatment of Bennett's fracture-dislocation. Amer. J. Surg. *80,* 230, 1950.
22 WIGGINS, H. E., BUNDENS, W. D., PARK, B. J.: A method of treatment of fracture-dislocation of the first metacarpal bone. J. Bone Jt. Surg. *36-A,* 810, 1954.
23 WINTERSTEIN, O.: Die Frakturformen des Os metacarpale I. Schweiz. med. Wschr. *57,* 193, 1927.
24 ZOLLINGER, F.: Medizinisch-statistische Mitteilungen über die von der Schweiz. Unfallversicherungs-Anstalt im Jahre 1945 anerkannten Unfälle und Berufskrankheiten. SUVA, medizinische Abteilung, 1951.

3. Teil
Traumafolgen

Pseudarthrose an den Mittelhandknochen — Pathophysiologie und Klinik

G. SEGMÜLLER

1. Einleitung

Mit Ausnahme der Defektfrakturen (offene Frakturen und Schussverletzungen) heilen knöcherne Läsionen an den Mittelhandknochen rasch und sicher. Heilungsstörungen im Sinne der verzögerten Heilung und der Pseudarthrose sind entsprechend selten. Auch bei mechanisch ungünstiger Fehlstellung nach ungenügender Ruhigstellung tritt bisweilen eine verlangsamte Konsolidierung, nicht aber eine Pseudarthrose auf (Abb. 1). In den letzten Jahren ist auch am Handskelett die Pseudarthrose (wie nach operativ behandelten kindlichen Frakturen) im Gefolge der ungenügenden primären Osteosynthese mit oder ohne Knocheninfekt beobachtet worden. Gelten nun bei der Behandlung der Pseudarthrose am Handskelett die gleichen Gesetze, wie sie für grössere Röhrenknochen des menschlichen Skeletts in der jüngsten Vergangenheit erarbeitet wurden? Wir möchten dies mit allem Nachdruck *bejahen*. Es lohnt sich deshalb, die Pathophysiologie der gestörten Knochenheilung kurz einzublenden [3, 7].

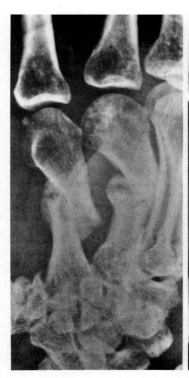 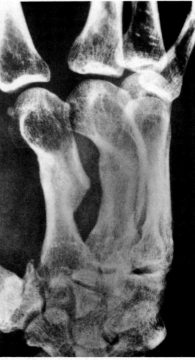

Abb. 1a und b. Verzögerte Heilung Metacarpale I und II.

a Infolge unzureichender Reposition und Ruhigstellung Kippung in mechanisch ungünstige Fehlstellung.
b Trotz ungünstiger biomechanischer Voraussetzungen entstehen kaum je echte Pseudarthrosen an den Mittelhandknochen.

2. Pathophysiologie

Der klinische Begriff der Pseudarthrose umfasst ein breites Spektrum radiologisch-morphologisch erfassbarer Heilungsstörungen nach Fraktur oder Osteotomie. Von JUDET (1958, 1960) [1] stammt die Abgrenzung sog. *reaktiver* von *nichtreaktiven* Formen der Pseudarthrose. Diese relativ einfache Differenzierung hat den Vorteil, dass sie schon allein aufgrund der Struktur, wie sie im konventionellen Röntgenbild wiedergegeben wird, erfolgen kann. Sie dient auch heute noch als gültige Richtlinie für den Therapieplan. Über die Vaskularisation und die osteogenetische Aktivität im Zwischengewebe an der Pseudarthrose hat JUDET 1958 erstmals berichtet, während in neuester Zeit auch die Mikromorphologie des „Pseudarthrosenkallus" in allen Details geklärt werden konnte, vor allem durch die Arbeiten von R. SCHENK und J. M. MÜLLER (1971) [2, 4]. Parallel mit dem von diesen Autoren nachgewiesenen Gefässreichtum an der Pseudarthrose selbst, haben unsere nuklearmedizinischen Untersuchungen (Scintigraphie und Scintimetrie) in vivo auf den sehr unterschiedlichen Knochenumbau der verschiedensten Pseudarthrosenstadien aufmerksam gemacht (1969, 1970) [5, 6]. Unsere „funktionsdiagnostischen" Studien am klinischen Krankengut (Unterschenkelpseudarthrosen) haben sehr deutlich gezeigt, dass alle heute in der Klinik vorkommenden Pseudarthrosen, ob sie 5 Monate oder 2–3 Jahre bestehen, als reaktive, osteogenetisch aktive Pseudarthrosen bezeichnet werden müssen. Der sog. atrophischen oder nichtreaktiven Pseudarthrose kommt in unseren Ländern Seltenheitswert zu. Wir haben sie noch festgestellt bei alten Schussverletzungen und bei vieljährigen Defektpseudarthrosen (Abb. 2).

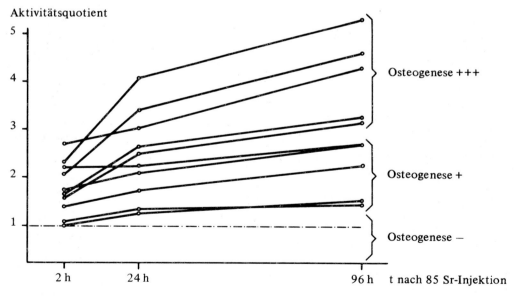

Abb. 2. Nuklearmedizinische Funktionsdiagnostik der klinischen Pseudarthrose.
Aktivitätsquotienten bei 10 klinischen Pseudarthrosen an der Tibia. Besteht seitengleiche Isotopenanreicherung an anatomisch identischen Stellen an beiden Unterschenkeln, dann ergibt sich der Aktivitätsquotient 1. Jeder Quotient über 1 bedeutet eine erhöhte Isotopenanreicherung im Bereich der Pseudarthrose, verglichen mit der gesunden Tibia.
Defektpseudarthrosen gruppieren sich um den Quotienten 1 (keine Osteogenese von Bedeutung).
Zwischen den Quotienten 1,5–5,2 siedelt sich die ganze biologische Reihe der osteogenetisch aktiven Pseudarthrosen an (vermehrte Isotopenanreicherung zwischen 80% und 400%).

Bei den klinisch noch als reaktiv bezeichneten Pseudarthrosen liegt die scintimetrisch gemessene Radioaktivität am Pseudarthrosenfokus 3—5mal höher als auf der anatomisch identischen Stelle der gesunden Tibia der Gegenseite. Klinisch-radiologisch nicht mehr als reaktiv erkennbare Pseudarthrosen weisen noch immer eine eindeutige, messbare osteogene Aktivität auf und dürften daher im besten Fall als reaktionsarme Pseudarthrosen bezeichnet werden. Auch die Restaktivität reicht aus für den sicheren und vor allem raschen knöchernen Durchbau der Pseudarthrose, sofern lediglich die mechanischen Bedingungen verändert werden, nämlich Herstellung vollkommener mechanischer Ruhe durch operativ erzeugte Stabilität.

3. Therapeutische Konsequenzen

Das fibrokartilaginäre Pseudarthrosenzwischengewebe ist demnach jederzeit Träger und Ausgangspunkt neuer Knochenbildung, allerdings nur unter veränderten mechanischen Bedingungen (Abb. 3). Hier genügt die operative Herstellung vollkommener Ruhe am Pseudarthrosenfokus.

Fehlt das potentiell osteogene Zwischengewebe, wie beispielsweise bei Defektpseudarthrosen, dann ist der fehlende Kontakt vorerst mit autologem Spanmaterial wiederherzustellen (Abb. 4). Wie auf dem Schema angezeigt, finden wir auch hier vaskularisier-

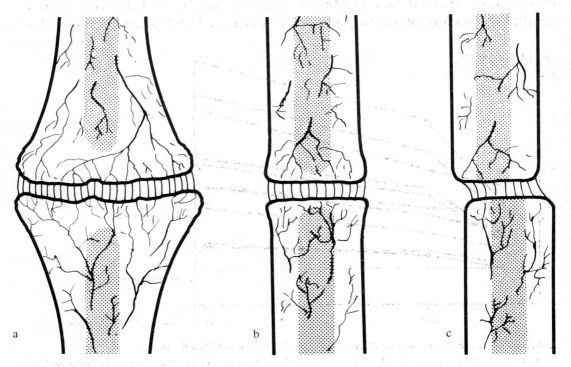

Abb. 3a—c. Schema: Kontaktpseudarthrosen, *biologisch aktiv*.

a Breiter Kontakt (Elefantenfusspseudarthrose), Kallusbildung und gute Durchblutung der Knochenenden (siehe auch Abb. 5).
b Kontakt vorhanden, geringfügige Randwulstbildung. Nuklearmedizinisch eindeutig aktiv.
c Keine strukturell erkennbare Knochenneubildung. Kontakt aber erhalten und ebenfalls ausreichende Blutversorgung an den Knochenenden.

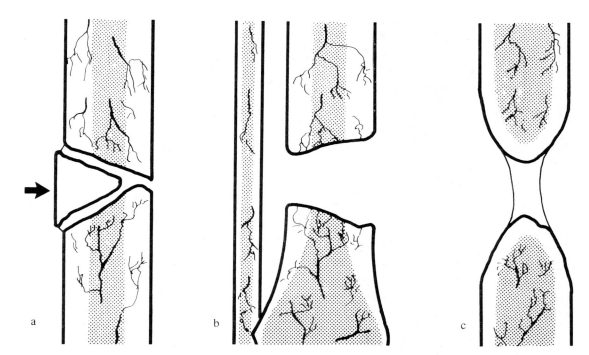

Abb. 4a–c. Schema: Defektpseudarthrosen.

a Ein nekrotisches (biologisch inaktives) Zwischenfragment verhindert den Kontakt zwischen den beiden vitalen Hauptfragmentenden. Vorwiegend nach inadäquaten Osteosynthesen zu beobachten.
b Eigentliche Defektfraktur. Häufig nach Osteitis und Sequesterotomie.
c Alte Defektpseudarthrose. Knochenabbau überwiegt Aufbau (Rundung der Fragmentenden). Keine Osteogenese mehr nachweisbar.

tes, vitales Knochengewebe bis an den Knochendefekt heran. Der Defekt selbst kann aus eigener Kraft aber nicht überbrückt werden (Schemata in Anlehnung an B. G. WEBER, O. CECH: Pseudarthrosen, ed. Hans Huber, Bern 1973).

a) Osteosynthese ohne Knochenspan-Zwischenlagerung

Die Lokalisation der Pseudarthrose bestimmt die Wahl des stabilisierenden Osteosyntheseverfahrens. In der Regel liegt an den Metacarpalia gleichzeitig mit der Pseudarthrose eine Fehlstellung im Sinne der Palmarkippung (siehe Abb. 1) und der Rotation vor. Diese wird korrigiert und zwar ist bei der sehr straffen Pseudarthrose die subtotale Osteotomie auf Höhe der Pseudarthrose nötig, da der kurze Hebelarm der kleinen Osteosyntheseplatte nicht genügt, um die Kippung aufzurichten. Dabei wird die Pseudarthrose keineswegs reseziert. Die Drittelrohrplatte oder die kleine dynamische, selbstspannende Mittelhandknochenplatte wird streckseitig im Sinne der Zuggurtungsplatte angebracht. Diese dorsal liegende Platte genügt an der Mittelhand auch dann, wenn palmarseitig durch die Aufrichtung der Fehlstellung ein Knochendefekt und damit eine unbefriedigende palmare Abstützung zustandekommt (Abb. 5). Die Beanspruchung durch Biegekräfte beim Greifakt verteilt sich an der Mittelhand auf mehrere Fingerstrahlen. Den einzelnen operativ stabilisierten Strahl trifft dabei nur noch eine relativ geringe deformierende Kraft. Ohne Verzögerung erfolgt der knöcherne Durchbau. Die Hand

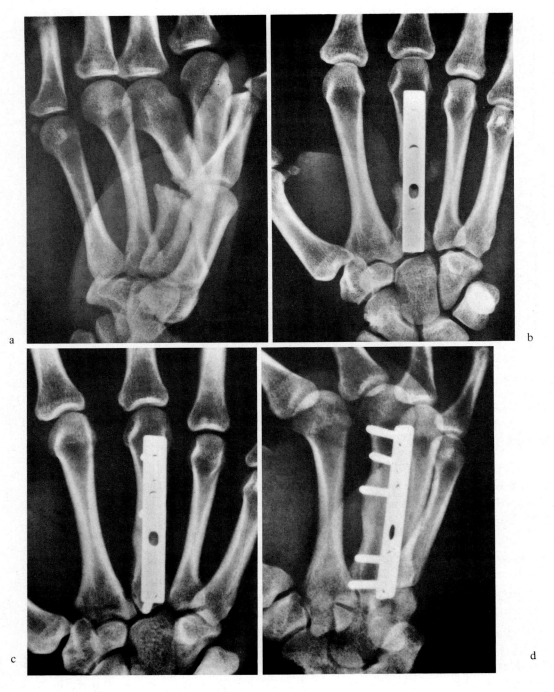

Abb. 5a–d. Biologisch aktive Pseudarthrose.
a Kippung, straffe Pseudarthrose, breiter Kontakt.
b Aufrichtung und Stabilisierung mittels Zuggurtungsplatte (ohne Anfrischung und ohne Spanplastik).
c und d Knöcherner Durchbau nach 5 Monaten.

wird für alle Tätigkeiten freigegeben und zwar nach vollständigem Abschluss der Wundheilung (3 Wochen). Neben der einfachen Platte im Schaftbereich ist metaphysär die T- oder L-Platte vorzuziehen.

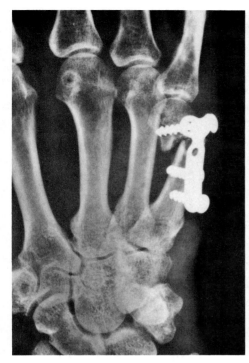 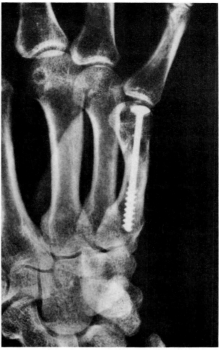

Abb. 6a und b. Moderne Pseudarthrose (JUDET) nach inadäquater Osteosynthese.

a Kippung nach volar wegen fehlender Abstützung, junge Pseudarthrose.
b Mechanische Ruhigstellung mittels axialer Kompression führt ohne Verzögerung zur Heilung.

Vollkommene mechanische Ruhe lässt sich ebenfalls bewerkstelligen durch Kompression mittels axialer Zugschraube (Abb. 6). Diese ist nur möglich bei geeignetem Schraubenkaliber, d.h. das Gewinde der kleinen Spongiosaschraube muss kräftigen Halt finden im engen Markraum und/oder im metaphysären Bereich. Am Mittelhandknochen lässt sich die Zugschraube leicht durch das eröffnete Grundgelenk in Längsrichtung einbringen. Der flache Schraubenkopf wird in die Knorpelschicht versenkt mit Hilfe einer kleinen Kopfraumfräse.

b) Osteosynthese kombiniert mit autologem Spanmaterial

Aus den oben dargelegten Erkenntnissen der Pathophysiologie der Pseudarthrose ergeben sich die nur noch sehr seltenen Indikationen gleichzeitiger Spongiosaanlagerung gleichsam zwanglos. Bei den Kontaktpseudarthrosen (Abb. 3) ist sie überflüssig. Die Osteosynthese genügt. Der *fehlende Kontakt jedoch* ist in jedem Fall mit Spanmaterial wiederherzustellen (Abb. 4). Derartige Defektpseudarthrosen sind an den Metacarpalia aber selten und entstehen gelegentlich im Gefolge von langdauernden Knocheninfekten, nach Schussverletzungen oder nach primär unzureichend behandelten Defektfrakturen.

Zur Auffüllung des bindegewebigen Zwischenraumes zwischen den Fragmenten stehen 2 Methoden zur Verfügung. Beide haben sich am Handskelett in gleicher Weise bewährt.

— Die Fragmentenden erhalten durch sparsame „Nachresektion" eine im Querschnitt ausreichende Fläche, so dass ein cortico-spongiöser, druckfester Beckenspan in Länge

und Rotation korrekt eingeschoben und mit einer Stütz- oder Brückenplatte stabil gehalten werden kann.
— Bei kleineren Defekten werden die Knochenenden knapp dargestellt, die Brückenplatte wird sofort unter Berücksichtigung der exakten Rotationsverhältnisse an beiden Fragmenten montiert und erst danach wird in den Zwischenraum unter die Platte zerkleinertes Spongiosamaterial eingefüllt. Sowohl die Drittelrohrplatte wie die kleine dynamische Mittelhandschlitzlochplatte erzeugen auch bei dieser Technik ausreichende Stabilität für eine funktionelle Nachbehandlung. Hinsichtlich Stabilität ist allerdings die Verwendung des druckfesten Spanes eindeutig überlegen. Dies ist beispielsweise von Bedeutung beim dritten Metacarpalstrahl, welcher in seiner Funktion als Hauptpfeiler des Mittelhandquergewölbes erhöhter Beanspruchung ausgesetzt sein kann.

Zusammenfassung

Als Ergänzung zur radiologischen Strukturdiagnostik bei der Beurteilung der Pseudarthrose hat die Funktionsdiagnostik (scintimetrische Erfassung der Radioaktivität nach Verabreichung von markiertem Strontium) die klinische Diagnostik einerseits bestätigt, anderseits weiter differenziert. Nahezu ausnahmslos alle klinisch vorkommenden Pseudarthrosen, deren Fragmentenden noch Kontakt aufweisen, sind osteogenetisch aktiv und bedürfen zur definitiven knöchernen Heilung allein der stabilen Osteosynthese ohne zusätzliche autologe Knochenanlagerung. So fallen viele der in der Klinik als atrophisch bezeichneten Pseudarthrosen ebenfalls noch in die Gruppe der biologisch aktiven Pseudarthrosen. Biologisch *inaktiv* werden im Verlauf der Jahre die *Defektpseudarthrosen* verschiedener Ätiologie. Nur bei diesen Fällen ist die „armierte Spanplastik" die Behandlungsmethode der Wahl.

Literaturverzeichnis

1 JUDET, R., JUDET, J., ROY-CAMILLE, R.: La vascularisation des pseudarthroses des os longs d'après une étude clinique et expérimentale. Rev. chir. orthop. *44,* 381, 1958.
2 MÜLLER, J., SCHENK, R.: Zuggurtungsplatten-Osteosynthese zur Behandlung von Pseudarthrosen der langen Röhrenknochen. Mschr. Unfallheilk. *74,* 253, 1971.
3 RÜTER, A.: Le traitement des pseudarthroses par l'ostéosynthèse à compression. Ostéogénèse et compression, A. Boitzy ed. Huber, Bern/Stuttgart/Wien 196, 1972.
4 SCHENK, R., MÜLLER, J.: Histologie des pseudarthroses. Ostéogénèse et compression, A. Boitzy ed. Huber, Bern/Stuttgart/Wien 174, 1972.
5 SEGMÜLLER, G., CECH, O., BEKIER, A.: Die osteogene Aktivität im Bereich der Pseudarthrose langer Röhrenknochen. Z. Orthop. *106,* 599, 1969.
6 SEGMÜLLER, G., BEKIER, A., CECH, O.: 85 Sr uptake study in non-union in man. Europ. surg. Res. *2,* 226, 1970.
7 WEBER, B. G., CECH, O.: Pseudarthrosen. Huber, Bern/Stuttgart/Wien 1973.

Korrekturosteotomie an den Metacarpalia bei Fehlstellungen nach Fraktur

A. NARAKAS

1. Postfrakturelle Fehlstellungen

— *Verkürzung und Palmarkippung:* Metacarpalfrakturen heilen selten mit erheblicher Fehlstellung, dagegen eher häufig — sowohl bei Schrägfrakturen, Spiralfrakturen und Drehkeilfrakturen — mit einer Verkürzung von 1–3 mm und ebenso häufig mit einer Palmarkippung geringen Grades. Solange die Verkürzung nicht mehr als 5 mm beträgt und die Kippung nicht mehr als 10°, ist normalerweise kein korrektiver Eingriff notwendig, da die daraus resultierenden Funktionsausfälle ohne Bedeutung sind.

— *Rotation:* Eher häufig ist aber der Rotationsfehler und zwar als Folge mangelhafter oder unkorrekter Ruhigstellung während der Konsolidation, z. B. in nahezu vollständiger Streckstellung der MP- und der PIP-Gelenke. Diese Streckstellung begünstigt

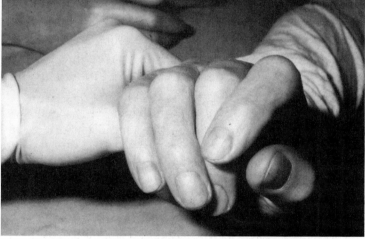

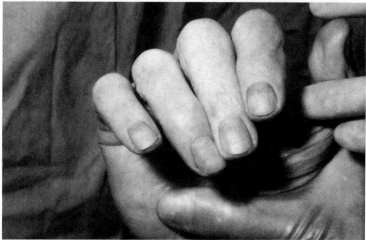

Abb. 1a und b. St. n. Fraktur Metacarpale II li.

a Rotationsfehler von 40°, Überkreuzen der Finger beim Faustschluss.
b Gleiche Hand nach der Derotationsosteotomie um 35°.

nicht nur Gelenksteifen, sie verhindert auch jegliche Rotationskontrolle. Groteske Rotationsfehler sind deshalb möglich. Drehfehler bis zu 5° werden in den Grundgelenken kompensiert und sind deshalb noch akzeptabel (Abb. 1a, b).

2. Derotationsosteotomie

— *Indikation:* Allgemein ist der Korrektureingriff immer dann in Erwägung zu ziehen, wenn beim Faustschluss ein Überkreuzen der Finger auftritt. Ein Rotationsfehler von ungefähr 15° ist dabei üblich. Radiologisch lässt sich der Drehfehler lediglich auf der p-a Aufnahme zur Darstellung bringen: das Metacarpaleköpfchen steht in dieser Projektion leicht geneigt im Vergleich zu den benachbarten Köpfchen. Das zu korrigierende Ausmass des Drehfehlers ist präoperativ an der Fingernagelebene und an der Überkreuzung der Finger beim zwanglosen Faustschluss abzuschätzen (Abb. 1a, b).

— *Operationstechnik:*
 a) *Zugang:* Die Querincision auf dem Handrücken hinterlässt sehr günstige Narbenverhältnisse, der damit erreichte Zugang zum Metacarpale aber lässt zu wünschen übrig. Vorzuziehen ist deshalb eine longitudinale oder eine leicht geschwungene Incision. Dieser Zugang schont gleichzeitig das oberflächlich liegende Venennetz und die längsverlaufenden Nervenäste des Nervus radialis (Meta II und III) oder des Nervus ulnaris (Meta IV und V). Nach der Incision der Aponeurose werden die Strecksehnen weggehalten nach beiden Seiten, die exakte subperiostale Darstellung der Diaphyse begünstigt die zwanglose Abschiebung resp. partielle Desinsertion der Interosseus-Muskulatur.
 b) *Osteotomie:* Vorerst wird die Längsachse der Diaphyse mit einem Osteotom oder einem Meissel durch eine Kerbe längs markiert. Danach werden die geplanten Korrekturgrade, umgerechnet in mm, auf einen zirkulär angelegten Faden übertragen und eine zweite Längsmarke wird, in der Korrekturrichtung um die entsprechenden mm verschoben, parallel zur ersten angelegt. Die Grössenordnung der Drehkorrektur ergibt sich aus dem Abstand der beiden Längsmarken an der Diaphyse. Die Osteotomie erfolgt am einfachsten ungefähr in der Mitte der Diaphyse (Abb. 2a, b).
 c) *Osteosynthese:* Es folgt die Anpassung einer 4–5 Loch-Miniplatte und zwar in der Richtung der vorgezeichneten Achse. Im Bereich der distalen Diaphyse werden die Schraubenlöcher angelegt, das Gewinde geschnitten und die Schraubenlänge bestimmt. Wenn nötig kann man die Platte im proximalen Bereich der Diaphyse noch anpassen oder anmodellieren unter Berücksichtigung der vorgängig auf der Kortikalis eingezeichneten Achsenkorrektur. Mit Vorteil gibt man der Platte eine leichte Krümmung auf Höhe der Osteotomie, damit bei der Verschraubung auch auf der Gegenkortikalis eine nützliche Kompression erzielt werden kann. Die Osteotomie mit der oscillierenden Säge, genau senkrecht zur Längsachse, erfolgt in einem Zuge. Es wird damit palmarseitig ein Knochenausbruch am ehesten vermieden. Die Prinzipien der Schrägosteotomie kommen dann zur Anwendung, wenn gleichzeitig die Korrektur der Längsachse notwendig ist. Die Platte wird zuerst distal verschraubt, proximal wird sie mit einer Haltezange festgehalten. Nun vergewissert man sich noch einmal, dass die Rotation vollständig korrigiert ist. Dazu müssen die Finger

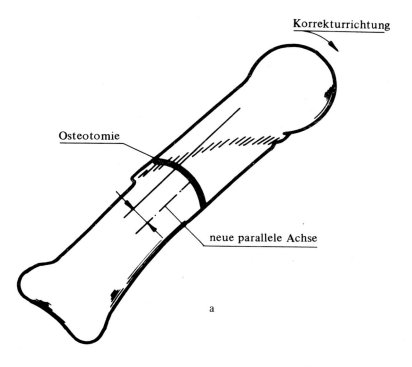

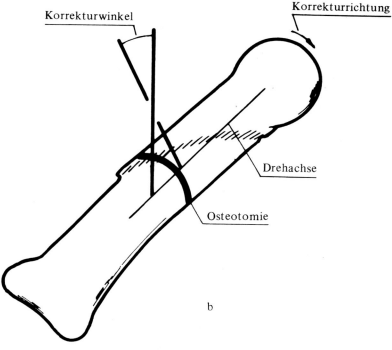

Abb. 2a und b. Schematische Darstellung der Korrekturosteotomie.

a Markierung der bestehenden Längsachse mit dem Osteotom. Die festgelegten Korrekturgrade können in mm umgerechnet werden (z. B. auf einem zirkulär angelegten Faden). Eine neue Längsmarke wird dann an dieser Stelle angebracht (Pfeile) und die Rotationskorrektur erfolgt präzis nach der Osteotomie.

b Die Korrektur kann auch ganz einfach mittels zweier Kirschnerdrähte erfolgen, welche vor der Osteotomie um den Korrekturwinkel gegeneinander versetzt sind. Nach der Osteotomie sollen sie parallel stehen.

passiv zwanglos gebeugt werden, so dass in maximaler Beugestellung die einzelnen Finger dachziegelförmig um 2–3 mm übereinander zu liegen kommen als Folge der physiologischen Konvergenz. Nach dieser Prüfung wird die Platte auch proximal nach den Prinzipien der stabilen Osteosynthese, vor allem durch exzentrisches Setzen der Schrauben, angeschraubt. Die Stabilität muss für eine nützliche Frühmobilisierung ausreichen. Besondere Aufmerksamkeit gebührt dem Weichteilverschluss

in Schichten, wobei vor allem jeglicher Kontakt zwischen Implantat und Streckapparat zu vermeiden ist.
- *Nachbehandlung:* Postoperativ stützt eine Gipsschiene sowohl das Handgelenk wie die Hand selbst während einer Woche oder bis zum Abschluss der Wundheilung. Die MP-Gelenke sind dabei in einer Beugestellung von 60°–70°, die Finger selbst bleiben soweit frei, dass Mittel- und Endgelenke sofort bewegt werden können.
Nach Wegnahme der Gipsschiene soll der Patient seine Hand gebrauchen, wenn auch unter Vermeidung von stärkerer Belastung während 4–5 Wochen. Die Implantate können ungefähr ein Jahr nach der Operation entfernt werden. Muss dieser Zeitpunkt aus irgend einem Grund vorgeschoben werden, dann ist die postoperative Belastung während einem Monat auszusetzen wegen einer gewissen Gefahr der Ermüdungsfraktur.
- *Resultate:* Die gleichen Komplikationen lasten diesen Korrektureingriffen an wie jeglicher Osteosynthese. Exakte Technik und Kenntnis der biomechanischen Voraussetzungen garantieren für sehr gute Resultate. In einem Kollektiv von 30 Fällen verzeichnen wir zwei Komplikationen, nämlich einen Plattenbruch und eine Lockerung des Osteosynthesematerials infolge falschen Schraubensitzes. Eine erneute äussere Ruhigstellung von 4 Wochen führte schliesslich aber zu perfekter Knochenheilung ohne Nachoperation.
- *Alternativ-Technik zur Osteosynthese:* Vor allem am wachsenden Skelett und in einigen wenigen Sonderfällen sehen wir von der Plattenosteosynthese ab. Die früher fast ausschliesslich verwendeten Kirschnerdrähte stellen auch heute eine brauchbare Alternative in diesen Fällen dar. Der eine axiale Kirschnerdraht liegt am MP-Gelenk nicht vollständig zentral, sondern etwas exzentrisch und dringt nicht in das Gelenk vor, während der zweite schräg verläuft von Metaphyse zu Metaphyse und so die Korrekturstellung aufrecht erhält. Beide Drähte werden knapp über dem Hautniveau abgeschnitten. Nach 4–5 Wochen können sie ohne Incision entfernt werden. Selbstverständlich ist im Anschluss an diese Kirschnerdrahtfixationstechnik eine Ruhigstellung im Gipsverband notwendig für 4–5 Wochen und zwar mit Einbezug der benachbarten Finger. Die Wiederherstellung der Funktion gestaltet sich mühsamer und ist nicht selten unvollständig. Aus kosmetischen Gründen kann dieser Technik einmal der Vorzug gegeben werden wegen der kurzen queren Incision am Handrücken, die aesthetisch bessere Narbenverhältnisse schafft als die Längs- oder Bogenincision.

3. Verlängerungsosteotomie und Korrektur der Längsachse

- *Indikation:* Eine Verkürzung von mehr als 5 mm kann eine ausreichende Operationsindikation darstellen, umsomehr als damit häufig eine messbare palmare Angulation vergesellschaftet ist. Die Verkürzung beruht also einerseits auf der frakturbedingten Einstauchung und anderseits auf der Angulation nach palmar. Das Ausmass der operativ möglichen Verlängerung sollte 10 mm nicht übersteigen. Man muss sich meist sogar mit 7–8 mm zufrieden geben.
- *Operative Technik:* Der Zugang ist derselbe wie bei der Derotationsosteotomie. Nicht selten aber ist zusätzlich eine ausgedehnte Tenolyse notwendig. Ebenfalls ist das starke palmarseitige Periost zu beachten, welches zu durchtrennen ist, um die Verlängerung

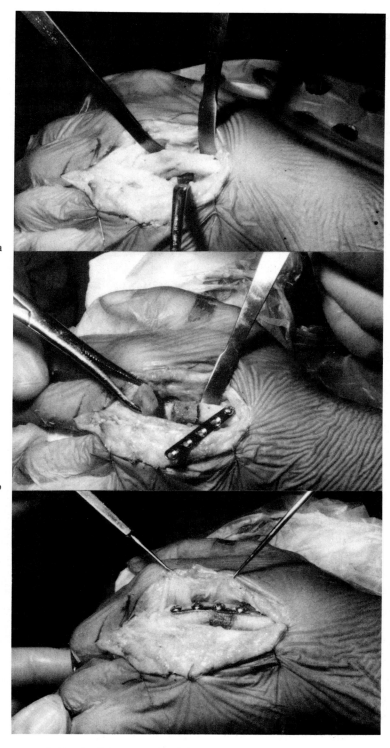

Abb. 3a–c. Indikation und Technik zur Verlängerungs- und Aufrichtungsosteotomie.

a Fehlstellung des Metacarpale III nach Fraktur mit Verkürzung und Angulation nach palmar um 30°.
b Osteotomie, Interposition eines druckfesten Spans nach provisorischer Montage der Platte im proximalen Fragment.
c Fixierung des Spanes mit einer Schraube und Verschraubung der Platte im distalen Fragment.

und die Aufbiegung des Metacarpale nach dorsal zu ermöglichen (Abb. 3a, b, c). Wir wählen eine möglichst lange Platte, damit 2 oder 3 Schrauben im distalen Fragment festsitzen. Die Osteotomie bei Achsenfehlstellung soll auf Höhe der stärksten Achsenabweichung durchgeführt werden. Findet sich diese im distalen Drittel des Metacarpale, so steht die T-Platte oder die L-Platte zur Verfügung.

— *Spanzwischenlagerung:* Bei der stabilen Osteosynthese kommen nur druckfeste Späne, d.h. kortiko-spongiöse Späne, zur Anwendung. Günstigste Entnahmestellen sind: die Crista iliaca anterior beim Erwachsenen, das proximale Tibiaende beim Kind (ausserhalb der Wachstumsfuge der Tuberositas tibiae). Am proximalen Ulnaende entnommene Späne sind oft von zu geringem Umfang für die Metacarpalia. Nach Möglichkeit ist der Span in der Form zylindrisch bei der einfachen Verlängerungsosteotomie, trapezoid mit Basis palmarseits bei gleichzeitiger Aufrichtung des Metacarpale. Die technische Durchführung ist schwierig. Auch kleine technische Fehler haben schwerwiegende Folgen: neben Konsolidationsstörungen sind Korrekturverluste, zusätzliche Achsenstörungen, Lockerung der Implantate und Sudecksche Dystrophie infolge lokaler Schmerzen zu fürchten.

Vorgängig der Osteotomie wird die gewählte Platte entweder im proximalen oder distalen Fragment perfekt montiert, dann wieder ganz oder teilweise entfernt zur Durchführung der Osteotomie. Die erste Bohrung liegt nur 2—3 mm von der Osteotomiestelle entfernt, damit nach der Verlängerung (mittels Knochenspreizzange) ein ausreichend langer Span eingeklemmt werden kann. In die bereits vorbereiteten Bohrlöcher werden die der Plattenfixation dienenden Schrauben nun plaziert, während das andere Ende der Platte über den Span hinweg mit einer speziellen Haltezange in situ gehalten wird. Erst nach einer nochmaligen Kontrolle der exakten anatomischen Rotationsverhältnisse bei eingeschlagenen Fingern wird die Verschraubung der ganzen Platte vollendet. Wenn immer möglich fasst eine der Schrauben den zwischengeschalteten kortikospongiösen Span.

— *Nachbehandlung:* Diese unterscheidet sich wenig von derjenigen nach der Derotationsosteotomie: d.h. Handgelenk und Mittelhand werden durch Gipsschiene geschützt, alle Fingergelenke aber schon vor Abschluss der Wundheilung zur Bewegung freigegeben. Dies ist vor allem deshalb wichtig, weil nicht selten präoperativ bereits Gelenksteifen vorliegen und weil nach der Tenolyse die Frühbewegung für den Erfolg derselben entscheidend sein kann. Schliesslich entsteht durch die Verlängerung des Metacarpale vermehrter Zug auf den Sehnen. Dieser kann zu temporärer Funktionsbehinderung führen. Nach unserer Erfahrung ist die vollständige Wiederherstellung der Funktion aber nach wenigen Wochen regelmässig zu erwarten.

— *Resultate:* Wir haben diese Technik häufig bei der kongenitalen Brachymetacarpie mit sehr gutem Erfolg angewandt. Genau dieselben guten Resultate lassen sich bei den (in unserem Krankengut nicht sehr zahlreichen) posttraumatischen Fällen beobachten (Abb. 4a—c).

— *Alternativ-Technik:* Es gibt wenige Situationen, die gegen die Osteosynthese mittels Kompressionsplatte sprechen. Ist dies der Fall, dann darf unter den folgenden Bedingungen die Spickdrahtfixation mit ebenso guten Erfolgsaussichten verwendet werden:
 — starker, möglichst zirkulär-kortikaler Span (Beckenspan aus der Spina anterior, Tibiaspan oder Gesamtquerschnitt-Span aus der Fibula).
 — Longitudinaler kräftiger Kirschnerdraht zur Längsachsenstabilisierung.
 — Schräger Kirschnerdraht zu beiden Seiten in harter Kortikalis verankert zur Blockierung der Rotation.
 — Immobilisierung im Gipsverband während 4—6 Wochen.
 — Überwachung der intensiven Bewegungstherapie nach der Ruhigstellung.

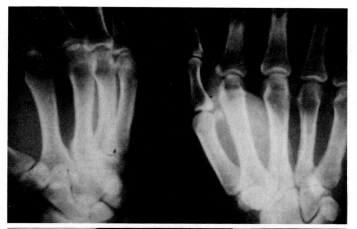
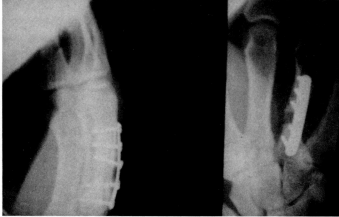
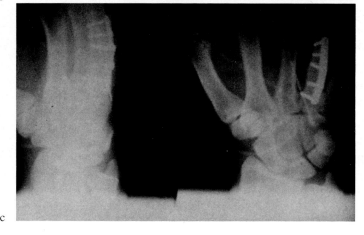

Abb. 4a–c. Minime Verkürzung aber erheblicher Rotationsfehler Metacarpale IV nach Fraktur.

a Fehlstellung im Sinne einer Drehung nach ulnar von 17°. Auf der p-a Aufnahme ist die ulnare Kondylenfläche des Metacarpaleköpfchens breit ausladend, die radiale dagegen nicht sichtbar (vergleiche Köpfchen Metacarpale III).
b St. n. Verlängerung und Derotation. Röntgenbild: Vergleiche die seitlichen Flächen des Köpfchens IV mit dem präoperativen Bild.
c Einwandfreie Heilung trotz fehlender Stabilisierung des zwischengelagerten Spans. Da es sich um eine streckseitige Zuggurtungsplatte handelt, erfolgt die Einklemmung des Spans durch einfachen Gebrauch der starken Flektoren.

Zusammenfassung

Die Korrekturosteotomie zur Behebung von Drehfehlern, von volarer oder seitlicher Achsenkippung oder zur Verlängerung der Metacarpalia ist relativ selten indiziert. Die operative Technik setzt Erfahrung und Kenntnis der biomechanischen Kräftekonstellation voraus. Mit den heute zur Verfügung stehenden Osteosynthesemitteln sind sehr gute Resultate zu erzielen. Die oft nicht befriedigende Narbenbildung am Handrücken wird wettgemacht durch die Wiederherstellung von normaler Form und Funktion der Hand.

Spätergebnisse nach Verletzungen des carpo-metacarpalen Übergangs (Metacarpalia II–V)

A. CHAMAY

1. Einleitung

Luxationen und Luxationsfrakturen am carpo-metacarpalen Übergang sind nicht so selten wie allgemein angenommen wird. Viele von ihnen bleiben vorerst unerkannt und erst schmerzhafte Folgezustände und auch funktionelle Störungen weisen auf die ursprüngliche Verletzung hin.

Um einen Überblick über diese für den einzelnen Beobachter eher seltene Läsion geben zu können, haben wir im Auftrag der Schweiz. Orthopädischen Gesellschaft 1975 die einschlägigen Beobachtungen in der Literatur zusammengefasst und 33 Fälle eingehend untersucht. Dies ist eine bemerkenswerte Anzahl, wurde doch in der Literatur bisher nur über kleine Serien berichtet.

Neben den anatomischen Gegebenheiten und der durchgeführten Behandlung sollen auch subjektive Beschwerden und objektive Funktionsstörungen Gegenstand der Untersuchung sein.

2. Anatomie

Auf den interessanten anatomischen Aufbau der Mittelhand ist im Eingangskapitel und auch im Kapitel über die frischen Verletzungen der Carpo-Metacarpalgelenke ausführlich berichtet worden. Hier ist nur eine Kurzfassung notwendig.

Die Stabilität der Mittelhand, vor allem die relative Starrheit des Mittelstrahls basiert vornehmlich auf der Formgebung der carpo-metacarpalen Gelenke und der periarticulären Strukturen. Die Nachbarbeziehung der einzelnen Metacarpalia ist angelegt auf die Funktion: an der Basis liegen sie eng beieinander, sie berühren sich und bilden gegeneinander Gelenkflächen, distal besteht ein Abstand zwischen den einzelnen Köpfchen und nur das kräftige Ligamentum intercarpeum limitiert die Bewegungsfreiheit, welche bei der Bildung der „Hohlhand" zum Ausdruck kommt.

- *Ligamente:* Die Verbindung Carpus-Metacarpus wird aufrechterhalten durch 6 palmare, 6 streckseitige und 3 interossäre Ligamente. Sie alle verstärken die einfachen Gelenkkapselstrukturen.
  a) *Palmare* Ligamente:
    – zwei Bandverbindungen ziehen von der palmaren Oberfläche des Trapezium zum dritten Metacarpale,
    – zwei Bänder verbinden das Os capitatum mit dem zweiten und dritten Metacarpale,
    – zwei Bänder gehen aus vom Os hamatum und ziehen zur Basis des vierten und fünften Metacarpale.

b) *Dorsale* Ligamente: KAPLAN beschreibt ein Band [5], das das Trapezium mit der Streckseite des zweiten Metacarpale verbindet, während zwei Bänder das Trapezoid an die Basis des Metacarpale II fixieren; zwei Bänder schliesslich bilden die Verbindung des Os capitatum mit dem dritten und vierten Metacarpale und schliesslich führen zwei Bänder vom Os hamatum zum vierten und fünften Metacarpale.

— *Sehnen:* Alle drei dorsalen Handgelenkstrecker inserieren an den Metacarpalia, d.h. der Extensor carpi radialis longus an der Basis des zweiten Metacarpale, der Extensor carpi radialis brevis basal am dritten Metacarpale und schliesslich der Extensor carpi ulnaris am dorso-ulnaren Tuberculum des Metacarpale V.

— *Skelett:* Typische, schlüsselförmige Bauart im zentralen Bereich der Mittelhand, wobei das T-förmige Os capitatum mit seiner Verlängerung durch das Metacarpale III den dorsal konvexen Längsbogen bildet. Dieser Strahl ist dadurch äusserst luxationsresistent. Die in anderer Weise verankerten Randstrahlen dagegen sind gegen dorsale Luxation kaum geschützt.

3. Verletzungsmechanismen

Leicht lassen sich drei Stossrichtungen mechanischer Einwirkungen differenzieren. Es ergeben sich daraus drei typische Verletzungsgruppen:

1. Frakturen und Verrenkungen der ulnarseitigen Carpo-Metacarpalgelenke infolge axialer Stosswirkung auf die Ulnarseite der Hand.
2. Identische Zerstörung an der radialen Handkante (mit Ausnahme des Daumens, welcher eine separate Stellung einnimmt). Hierbei trifft die Gewalt die Delle der 1. Kommissur oder aber die Hohlhand von radial her.
3. Luxationsfrakturen aller vier Metacarpalia: als Ursache liegt häufig ein direktes Quetschtrauma vor, wobei ein Gewicht die Hand trifft oder aber die Quetschung entsteht in einer Druckpresse. Als Trauma kommt auch eine Einwirkung von aussen auf die um einen Gegenstand geschlossene Faust in Frage.
4. Isolierte Läsionen des dritten Carpo-Metacarpalgelenkes: diese sind im allgemeinen Folge von axialer Gewalteinwirkung auf den dritten Mittelhandknochen allein (Faustschlag, Sturz, usw.) oder von direktem Schlag auf den Handrücken.

4. Kasuistik

33 Fälle liegen dieser Analyse zugrunde. Schon für diese relativ kleine Zahl sind mehrere Spitäler angeschrieben worden[1]. Wenn auch zahlreiche weit zurückliegende Fälle verwendet werden konnten, so liegt der Jüngste doch nur drei Monate zurück. Viele Publikationen der letzten Jahre und einzelne bereits klassische Arbeiten (1906) dienten

---

[1] 8 Beobachtungen verdanken wir Dr. L. Sedel. Sie wurden an verschiedenen Spitälern in Paris behandelt. 1 Fall stammt von Dr. Kutz von Louisville, Kentucky; 3 Fälle von Dr. Burch in Fribourg; je 1 Fall Dr. Segmüller St. Gallen und Prof. Gschwend, Zürich; 14 Fälle Prof. C. Verdan, Lausanne; 5 Fälle Prof. W. Taillard und Prof. Mégevand, Genève. Dieser gemeinsamen Arbeit verdanken wir die gesamte Analyse.

zum Vergleich für unsere eigenen Untersuchungen [1, 2, 3, 4, 6, 7, 8, 9, 10, 11, 12, 13]. Entsprechend der oben erwähnten Verletzungsmechanismen unterscheiden wir nur vier Kategorien von Läsionen.

*a) Brüche **und** Luxationen der Carpo-Metacarpalgelenke der ulnaren Mittelhand*

In dieser Gruppe finden sich 15 Fälle, die aber ihrerseits wiederum drei verschiedenen Verletzungstypen angehören (Abb. 1).

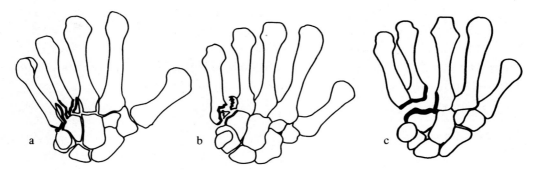

Abb. 1a–c. Brüche und Luxationen der ulnarseitigen Metacarpalia. Drei Untergruppen:

a Intraartikuläre Frakturen ohne Dislokation,
b Intraartikuläre Fraktur Metacarpale V (Typ Bennett),
c Luxationen mit oder ohne Begleitfrakturen.

– *Interartikuläre Frakturen ohne Dislokation:* Von diesen 7 Fällen wurden die Mehrzahl mit einer Gipslonguette und eingebauter Aluschiene behandelt (Typ Iselin) während 3–4 Wochen. In dieser Gruppe traten keine Komplikationen auf und auch keine nennenswerten Spätfolgen. Es ist anzunehmen, dass hier normalerweise mit einer guten Prognose zu rechnen ist.
Beispiel: 29jähriger Arbeiter, Einklemmung der Hand unter dem Gewicht eines Bierfasses. Schwellung und lokale Schmerzen über dem Hypothenar und an der Basis des 5. Metacarpale, verstärkt durch axialen Druck auf den 5. Strahl. Radiologisch Y-Fraktur an der Basis des Metacarpale V, ohne wesentliche Dislokation. Ruhigstellung mittels der oben erwähnten Technik für 4 Wochen. Abheilung ohne Folgen.
– *Intraartikuläre Fraktur des Metacarpale V mit Dislokation (Bennett Typ):* Bei diesen 5 Fällen spricht man gerne von Bennett-Fraktur wegen der anatomischen Ähnlichkeiten mit der Basis des Metacarpale I (Abb. 2). Schon die Basis des Metacarpale V gleicht derjenigen des Metacarpale I. So ist die Sattelform evident mit der Konvexität gegenüber dem Os hamatum in der *Sagittalebene* und mit konkaver Oberfläche in der *frontalen Ebene*. Allerdings besteht hier auch eine direkte Artikulation mit dem Nachbarstrahl (Metacarpale IV). Die Insertion des Extensor carpi ulnaris entspricht wiederum genau dem Abduktor longus am Daumen. Letztere sind bei den Bennett-Typen verantwortlich für die Dislokation nach proximal. Die palmarseits vorspringende Apophyse des Os hamatum dient dem starken Band zum Metacarpale V als Ansatz. Eine Abrissfraktur dieses Processus anterior entsteht im Gefolge einer ulnaren Verrenkung im Carpo-Metacarpalgelenk oder dieser palmare Vorsprung dient als Hypomochlion bei der Luxation des Metacarpale V nach palmar [3, 10].

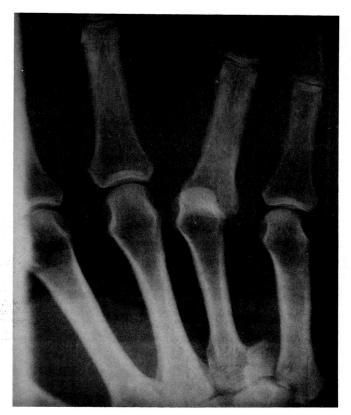

Abb. 2. Basisfraktur Metacarpale V, Typ Bennett mit Gelenkstufe (dazu Luxation MP IV).

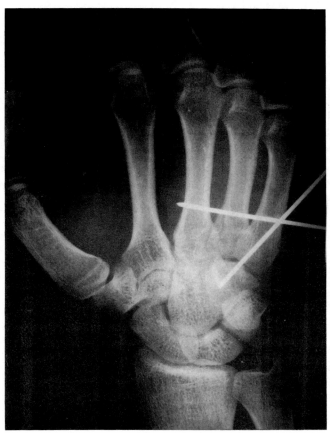

Abb. 3. Operative Behandlung der Bennett-Fraktur am Metacarpale V. Spickdrahtkombination longitudinal und quer.

Beispiel: (Abb. 3) 36jähriger Magaziner, Sturz über Treppe auf die re. Hand. Schwellung über Hypothenar und schmerzbedingter Funktionsausfall am vierten und fünften Finger. Radiologisch findet sich eine Bennett-Fraktur des Metacarpale V. Therapie: Doppelkirschnerdraht-Stabilisierung nach perfekter offener Reposition. Ruhigstellung (Typ Iselin) während sechs Wochen, dann Entfernung der Kirschnerdrähte. Restitutio ad integrum.

Behandlung: 5 Fälle mussten offen reponiert werden und zwar von dorsal-ulnar her. Der Retentionsosteosynthese durch Doppelkirschnerdraht folgte eine äussere Ruhigstellung von 6 Wochen im Durchschnitt. Davon nun heilten 3 Fälle ohne Folgen aus, nämlich diejenigen, deren Reposition anlässlich der Operation vollständig gelang. Dagegen resultierten bei zwei ungenügend reponierten Fällen sowohl Dauerbeschwerden wie Kraftverminderung beim Faustschluss und darüber hinaus ungenügende Beweglichkeit der ulnaren Finger.

Konklusion: Bennett-Typ-Frakturen am fünften Metacarpale sollten, wenn immer möglich, stufenlos reponiert werden. Zwei Kirschnerdrähte dürften zur Retention jedoch meist genügen, wovon der eine längs in das Os hamatum führt und ein weiterer quer in die benachbarten Metacarpalia. Diese Behandlung darf als Methode der Wahl bezeichnet werden.

— *Luxation mit/ohne begleitende Abrissfraktur:* Drei nachuntersuchte Fälle wurden alle offen reponiert und stabilisiert entweder mit Hilfe von Kirschnerdrähten oder Schraube. Die Gipsruhigstellung dauerte 6 Wochen. Alle drei Fälle führten, da ausreichend reponiert und fixiert, zur völligen Wiederherstellung. Uns scheint, dass die einfache geschlossene Reposition — auch wenn sie keinerlei Schwierigkeiten bietet — nicht ausreicht, handelt es sich doch um völlig *instabile Luxationen* mit Reluxationstendenz.

Beispiel: 19jähriger Dreher, stark schmerzhafte ulnare Handkante nach Faustschlag. Radiologisch: auf den ersten Aufnahmen wird eine Luxation übersehen, diese wird nach zwei Wochen entdeckt. Es handelt sich um die Dislokation des vierten und fünften Metacarpale nach dorsal, vergesellschaftet mit einer knöchernen Absprengung am Os hamatum. Therapie: Offene Reposition und stabile Osteosynthese des Fragmentes am Hamatum mit Zugschraube. Nachkontrolle drei Monate postoperativ: keine Beschwerden, Funktion seitengleich. Interessant ist die Tatsache, dass diese Doppelläsion leicht übersehen werden kann (Abb. 4). Bei der Verschraubung handelt es sich um eine eigentliche Bandrekonstruktion durch Wiederherstellung der knöchernen Insertion, welche vor der Reluxation schützt.

b) Brüche und Luxationen an der radialen Mittelhand (mit Ausnahme des Daumens)

Im radialen Bereich des Mittelhandskelettes lassen sich zwei Gruppen von Läsionen unterscheiden (Abb. 5).

— *Intraartikuläre Fraktur **ohne** Dislokation:* Die Prüfung der vier zur Verfügung stehenden Fälle führt zu folgenden Schlüssen:
1. Die geschlossene Reposition mag in dieser Gruppe in den meisten Fällen genügen.
2. Die Ruhigstellung (Typ Iselin) dauert 3–4 Wochen.
3. Die Prognose darf als sehr gut bezeichnet werden.

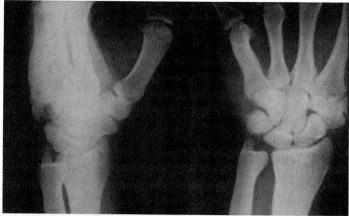
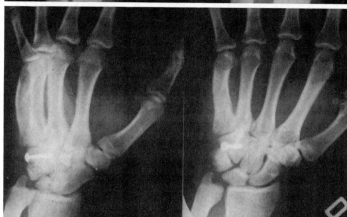

Abb. 4a und b. Luxationsfraktur der ulnaren Metacarpalia.

a Luxation des 4. und 5. Strahls nach dorsal, Absprengung der dorsalen Lippe des Os hamatum.
b Reposition und Verschraubung des Fragmentes am Os hamatum. Reluxationstendenz damit behoben.

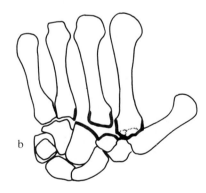

Abb. 5a und b. Frakturen und Luxationen der radialen Metacarpalia. Zwei Untergruppen:

a Interartikuläre Frakturen ohne wesentliche Dislokation,
b Luxationen mit oder ohne Begleitfrakturen.

— *Luxationen und Luxationsfrakturen:* Drei Fälle können analysiert werden. Bei allen kam die offene Reposition von dorsal her zur Anwendung mit anschliessender Stabilisierung durch einen Längskirschnerdraht und einen queren Spickdraht. Allerdings kann auf eine äussere Ruhigstellung während 4–6 Wochen nicht verzichtet werden. Auch sind die Ergebnisse dieser Gruppe keineswegs immer gut, finden wir doch in unserem Krankengut nur eine Abheilung ohne Spätfolgen. Bei einem Fall, mit komplikationsloser Knochenheilung, blieb eine Parese des ersten M. interosseus volaris. Auch ein weiterer Fall heilte wohl knöchern ohne Beschwerden ab, jedoch blieb eine ulnare Deviation aller vier Metacarpalstrahlen von 25° und ein Streckausfall von 20° im Handgelenk zurück. Dieser Fall deutet auf die immer wiederkehrende Forderung

Abb. 6a–d. Alte, nicht reponierte dorsale Luxation der Metacarpalia.

a Nicht reponierte dorsale Luxation der Metacarpalia II–V.

b–d Funktionsausfälle: Streck- und Beugeverminderung im Handgelenk, erhebliches Beugedefizit der MP-Gelenke, Streckausfall der ulnarseitigen Finger.

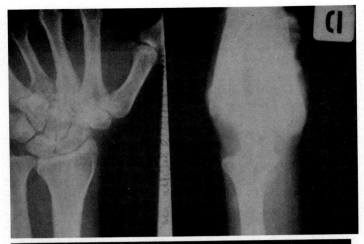
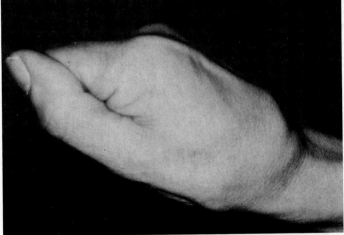
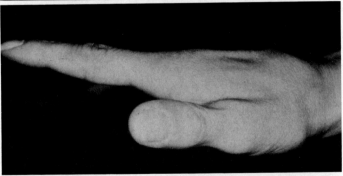
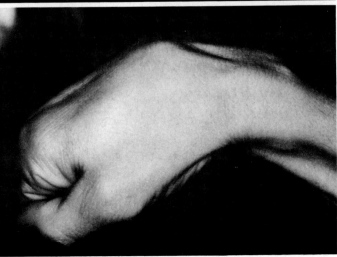

nach kompromissloser Rekonstruktion der knöchernen Architektur der Mittelhand hin, wobei die Ausrichtung der Metacarpalia auf die Achse des Os capitatum die wichtigste Orientierungshilfe darstellt. Vor allem kommt der 5. Strahl als Richtungsanzeiger wegen seiner bekannten selbstständigen Bewegungsfreiheit nicht in Frage. Nicht zu übersehen sind schliesslich Ausrisse der Handgelenksstrecker, welche zu permanenten Streckausfällen am Handgelenk führen können.

c) Verrenkungsbrüche aller Metacarpalia II–V

Ein Kollektiv von 8 Fällen illustriert diese Gruppe. Die Therapie bestand einmal in geschlossener Reposition und Gipsverband. Das Ergebnis ist gut. Siebenmal erfolgte die Reposition offen und die Stabilisierung durch die Kombination des logitudinalen und des queren Kirschnerdrahtes. Zweimal schloss schliesslich die Arthrodese resp. Ankylose zwischen dem Metacarpale III und dem Os capitatum die Behandlung ab.

Spätresultate: In 5 Fällen erfolgt der Abschluss ohne nennenswerte Herabminderung der Muskelkraft und der Motilität und ohne Dauerbeschwerden. Dieses Ergebnis konnte zweimal erst nach der Arthrodese erzielt werden. Bei einem Fall liegen Folgen einer Volkmannschen Kontraktur den Restbeschwerden zugrunde. Ein weiterer Fall weist einen Streckausfall der MP-Gelenke II und III von 25° auf. Schliesslich bleibt ein Fall mit einem Streckausfall des Handgelenkes um 25° und eine Ulnardeviation der Mittelhand von 20°. Dabei sind keine grossen Funktionsausfälle zu registrieren, dagegen Beschwerden bei Schwerarbeit.

Schlussfolgerung:
1. Auch diese schweren Verletzungen hinterlassen wenig störende Folgen, wenn der primären Wiederherstellung die nötige Aufmerksamkeit geschenkt wird.
2. Sind bleibende Folgen zu registrieren, dann sind die Ursachen meist bei Zusatzverletzungen zu suchen: Gefässverletzungen, trauma- oder ischämiebedingte Nekrose der kleinen Handmuskulatur, Teilparesen und primäre Sehnenläsionen oder sekundäre Sehnengleitstörungen.
3. Die Arthrodese darf ganz besonders zwischen dem Metacarpale III und dem Os capitatum empfohlen werden. Sie stabilisiert die zentrale Achse der Mittelhand und verhindert die sekundäre ulnare Deviation der Mittelhand (Abb. 6).
4. Wenn auch eine relativ geringe Funktionsbehinderung zurückbleiben kann (Abb. 7), so ist dieser Zustand nicht zu bagatellisieren, ist doch die rohe Kraft beim Grobgriff eindeutig herabgesetzt.

d) Isolierte Läsion des Carpo-Metacarpalgelenkes des Metacarpale III

Diese eher seltene isolierte Verletzung weist interessante Aspekte auf. Dazu drei Beispiele:

1. *Beispiel:* 22jähriger Berufsboxer, starke Schmerzen an der Basis des Metacarpale III nach Faustschlag. In den Röntgenaufnahmen ist keine Fraktur zu erkennen. Nach Monaten entwickelt sich eine Arthrose zwischen Metacarpale III und Os capitatum. Ein erster Versuch zur Arthrodese bleibt erfolglos. Der Patient wird aber vollständig

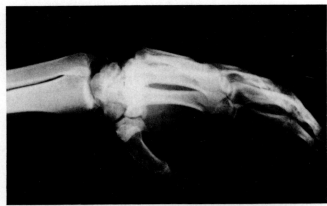
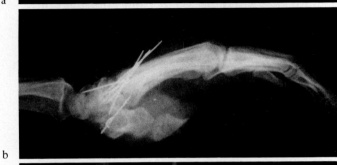
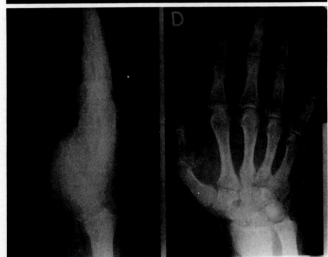

Abb. 7a—c. Spätprimäre Reposition dorsal-luxierter Metacarpalia II—V.

a Luxation der Metacarpalia 4 Wochen nach Unfall.
b Zustand nach spätprimärer Reposition und Kirschnerdrahtretention.
c Zustand 2 Jahre nach Reposition: Radiologisch und funktionell restitutio ad integrum.

beschwerdefrei nach endgültigem knöchernen Durchbau zwischen Metacarpale III und Os capitatum. Ohne Einschränkung übt er seinen Beruf wieder aus.

2. *Beispiel:* 42jähriger Arbeiter klagt über lokalisierte Schmerzen an der Basis des Metacarpale III im Anschluss an einen Sturz auf die Hand. Radiologisch lässt sich keine Fraktur, 2 Jahre später aber ein Befund, ähnlich einem Osteoid-Osteom, nachweisen. Erst die Arthrodese zwischen Metacarpale III und Os capitatum bringt die Beschwerden endgültig zum Verschwinden.

3. *Beispiel:* 35jähriger Bergsteiger wird von einem Stein auf die li. Hand getroffen. Nebst mehreren anderen Läsionen an der Hand wird auch die Diagnose einer Luxationsfraktur des Metacarpale III gestellt. Nach Reposition und Retention mit der Kirschner-

drahtkombination heilt die Luxationsfraktur aus. Es bleiben aber Störungen von seiten der Beugesehnen.

Diese Fälle lassen darauf schliessen, dass verschiedenartige, mehr oder weniger isolierte Verletzungen des dritten Carpo-Metacarpalgelenkes langwierige, allen konservativen Massnahmen trotzende Schmerzen auslösen können. Dieses traumatisierte Einzelgelenk kann sehr erfolgreich mit der isolierten Arthrodese behandelt werden.

Zusammenfassung

Die Analyse von 33 klinischen Fällen verschiedenartiger Läsionen am carpo-metacarpalen Übergang ergibt vorerst aufgrund von anatomischen und therapeutischen Besonderheiten eine Unterteilung in vier Gruppen:

1. Frakturen und Luxationen der *ulnaren* Metacarpalia (15 Fälle).
2. Frakturen und Luxationen der *radialen* Metacarpalia (7 Fälle).
3. Luxationen und Frakturen aller Metacarpalia der Langfinger (8 Fälle).
4. Isolierte Läsionen des dritten Carpo-Metacarpalgelenkes (3 Fälle).

Unter besonderer Berücksichtigung der Spätergebnisse ist festzustellen, dass durch exakte Reposition und effiziente Retention bei diesen intraartikulären Frakturen, Luxationen und Luxationsfrakturen gute Ergebnisse erzielt werden können. Mässige oder schlechte Resultate sind fast ausschliesslich auf ungenügende primäre Diagnose und unzureichende Behandlung zurückzuführen. Es wird auf den Wert der Arthrodese zwischen Metacarpale III und Os capitatum hingewiesen.

Literaturverzeichnis

1 Buzby, B. F.: Palmar-carpo-metacarpal dislocation of the fifth metacarpal. Ann. Surg. *100*, 555, 1934.
2 Costagliola, M., Michaeu, Ph., Mansat, Ch., Largot, F.: Les luxations carpo-métacarpiennes. Ann. Chir. *20*, 1466, 1966.
3 Gore, D. R.: Carpometacarpal dislocation producing compression of the deep branch of the ulnar nerve. J. Bone Jt. Surg. *53-A*, 1387, 1971.
4 Hsu, J. D., Curtis, R. M.: Carpometacarpal dislocations of the ulnar side of the hand. J. Bone Jt. Surg. *53-A*, 927, 1971.
5 Kaplan, E. B.: Functional and surgical anatomy of the hand. 2. Ed. J. B. Lippincott Comp., Philadelphia/Montreal 1965.
6 Ker, H. R.: Dislocation of the fifth carpo-metacarpal joint. J. Bone Jt. Surg. *37-B*, 254, 1955.
7 Lewis, H. H.: Dislocation of the second metacarpal. Report of a case. Clin. Orthop. *93*, 253, 1973.
8 Lyman, C. B.: Backward dislocation of the second carpo-metacarpal articulation. Ann. Surg. *43*, 905, 1906.
9 Murless, B. C.: Fracture-dislocation of the base of the fifth metacarpal bone. British J. Surg. *31*, 402, 1944.
10 Nalebuff, E. A.: Isolated anterior carpometacarpal dislocation of the fifth finger. Classification and case Report. J. Trauma *8*, 1119, 1968.
11 Roux, J.: Luxation des os des métacarpes dans leurs articulations carpo-métacarpiennes. Union Méd. 224, 1848.
12 Sedel, L.: Les luxations carpo-métacarpiennes. A propos de 11 cas. Ann Chir. *29*, (5), 481, 1975.
13 Waugh, R. L., Kancey, A. G.: Carpometacarpal dislocations. J. Bone Jt. Surg. *30-A*, 397, 1948.

Eingriffe zur Verlängerung des Metacarpale I

P. REILL

1. Einleitung

Der Daumen trägt in so hohem Masse zur Greiffunktion der Hand bei, dass sich am ersten Mittelhandstrahl bei Verkürzung desselben allen andern voran rekonstruktive Massnahmen aufdrängen. Dies ist vor allem dann der Fall, wenn die übrigen Langfinger teilweise oder ganz vorhanden sind und zur Faust eingeschlagen werden können, die Daumenlänge aber weder für den Kuppenspitzgriff noch für den Seitenspitzgriff zwischen Langfinger und Daumen ausreicht. Es bleibt funktionell nur ein Hackengriff übrig.

2. Ziel der operativen Eingriffe

— Wiederherstellung einer Greifzange mit zwei Branchen (ohne eindeutige Spitzgrifffunktion).
— Wiederherstellung eines brauchbaren Widerlagers zu den Langfingern, womit der Hakkengriff zu einem nützlicheren Faustgriff entwickelt wird.
— Im günstigsten Fall Wiederherstellung eines Spitzgriffes zwischen Langfinger und dem opponierenden Daumenstumpf.

3. Voraussetzungen

— Verlust des Daumens im Grundgelenk oder knapp proximal davon.
— Langfinger ganz oder zumindest teilweise erhalten, beweglich und mit ausreichender Sensibilität ausgestattet.
— Sattelgelenk funktionstüchtig, Thenarmuskeln erhalten und innerviert (aktiv und passiv beweglicher Daumenstumpf).

4. Operative Behandlung

Das operative Vorgehen wird bestimmt von der vorhandenen Länge des ersten Mittelhandknochens, von Begleitschäden (Nerven) sowie von Persönlichkeit und Alter des Patienten. Berufliche Anforderungen müssen uneingeschränkt berücksichtigt werden. Daraus ergibt sich folgendes Orientierungsschema:

a) Verlust im proximalen oder mittleren Drittel des Metacarpale I.
   Therapie: Transposition eines Langfingers auf den Daumenstumpf (z. B. 4. Strahl nach HILGENFELDT [1]).
b) Verlust im mittleren und distalen Drittel des Metacarpale I mit Nervenverletzungen.
   Therapie: Aufstockung.

c) Verlust im distalen Drittel des Metacarpale I oder im Grundgelenk des Daumens. Therapie: Verlängerung durch Interposition von Knochen und Vertiefung der ersten Kommissur.

Im folgenden gehen wir vor allem auf die dritte der drei genannten Möglichkeiten ein, die zweite wird aber kurz noch erwähnt.

1. *Die Aufstockung am verkürzten Daumen:*
Diese Methode steht dem Prinzip der Hilgenfeldt-Plastik nahe; dabei wird jedoch kein Intakt-Finger umgesetzt, sondern — da meist auch Langfinger geschädigt sind — werden deren Stümpfe zur Transposition verwendet, sofern sie mit sensibler Haut versorgt sind. Ihre Umsetzung erfolgt ebenfalls an einem neurovaskulären Stiel. Die Schnittführung wird so gewählt, dass die erste Zwischenfingerfalte durch Z-Plastiken ausgekleidet werden kann. Technisch einfach und funktionell äusserst günstig ist die Umsetzung des distalen Anteils des zweiten Mittelhandknochens. Die Abtragung des zweiten Mittelhandknochens nahe an seiner Basis bringt die Voraussetzung für eine besonders tiefe Ausgestaltung der ersten Kommissur.

2. *Die Verlängerungsosteotomie mit Knocheninterposition:*
Die kontinuierliche Distraktion mittels Fixateur extern wurde von MATEV [2] erst-

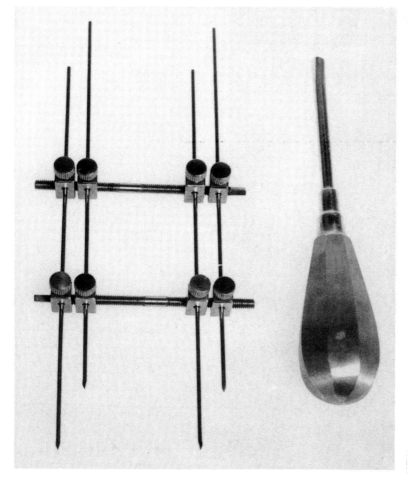

Abb. 1. Fixateur extern (klein) nach Stellbrink mit Kirschnerdrähten für Druckarthrodesen und Verlängerungsosteotomie.

mals durchgeführt. Nach Osteotomie des Metacarpale I lässt sich ein Längengewinn von etwa 1 mm pro Tag erzielen. Geschwindigkeit und Ausmass der Distraktion hängen von der Beschaffenheit der Weichteile, besonders der Haut am Daumenstumpf ab. Mit einer Verlängerung von 3–4 cm darf gerechnet werden (Abb. 1).

Operative Technik:
Streckseitige Längsincision von 2 cm Länge unter Schonung der radialen Hautäste. Subperiostale Darstellung des mittleren Abschnittes des kurzen Metacarpalknochens. Mindestens je ein Kirschnerdraht von 1–1,4 mm Querschnitt wird in der Frontalebene perkutan zu beiden Seiten der geplanten Osteotomie eingebohrt und mit dem äusseren Spanner versehen. Erst dann erfolgt die Osteotomie mit Hilfe der feinen Oszillationssäge. Bei der ersten Spannung kann bereits eine Verlängerung von etwa 5 mm erreicht werden. Der Hautverschluss erfolgt spannungsfrei, wenn die Längsincision durch eine Z-Plastik unterbrochen wird. Messen die beiden Metacarpale-Anteile nach der Osteotomie etwas über 1,4 cm in der Länge, dann empfehlen wir je zwei Kirschnerdrähte in jedem Fragment, um jeglicher Fehlstellung durch Kippung der Fragmente während der kontinuierlichen Distraktion vorzubeugen. Je nach der Beschaffenheit der Weichteile wird der Fixateur nach 4–8 Wochen entfernt. Ein kortiko-spongiöser Knochenspan wird nun exakt in den entstandenen Defekt (Beckenspan) eingepasst,

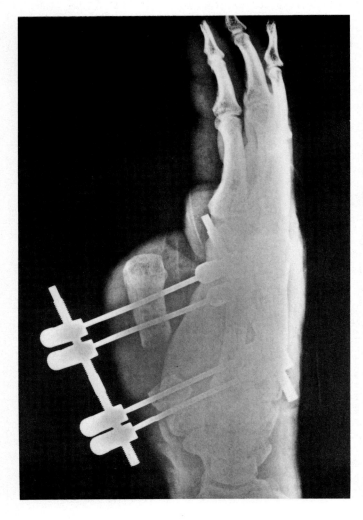

Abb. 2. Fixateur extern in situ nach Osteotomie Metacarpale I.

mit Kirschnerdrähten oder mit einer feinen AO-Metallplatte stabilisiert. Als Knocheninterposition kann u. U. das zur Vertiefung der Kommissur entfernte Metacarpale II benützt werden. Diese Technik kam an unserer Klinik bisher bei 7 Patienten zur Anwendung. Eine tiefe und sehr brauchbare Greifspalte (erste Zwischenfingerfalte) lässt sich allerdings nur herstellen, wenn der erste Mittelhandknochen nahezu in seiner ganzen Länge erhalten geblieben ist. Eine Verminderung der Sensibilität haben wir nach dieser Verlängerungsosteotomie nicht beobachtet (Abb. 2).

Zusammenfassung

Der funktionelle Wert des Daumens nach traumatischem Verlust der beiden Phalangen kann durch Aufstockung wesentlich erhöht werden. Es wird vor allem auf die Methode der Verlängerungsosteotomie eingegangen. Nach der Osteotomie und instrumentellen Distraktion des noch erhaltenen ersten Mittelhandknochens kommt ein kortiko-spongiöses Knocheninterponat (Beckenspan oder Metacarpalstümpfe) zur Anwendung. Eine sorgfältige und ausgiebige Vertiefung der Kommissur ergänzt die Wiederherstellung der angestrebten Greiffunktion.

Literaturverzeichnis

1 HILGENFELDT, O.: Wiederherstellung der Greiffähigkeit nach Fingerverletzungen mit besonderer Berücksichtigung des Daumenersatzes. Zbl. Chir. *73*, 419, 1948.
2 MATEV, I. B.: Thumb Reconstruction after Amputation at the Metacarpophalangeal Joint by Bone-Lengthening) J. Bone Jt. Surg. *52-A*, 957, 1970.

4. Teil
Amputationen und prothetischer Ersatz

Transmetacarpale Schrägamputation am 2. Strahl

H. R. Bollag, G. Segmüller

1. Einleitung

Als Regel gilt auch heute die *möglichst sparsame Amputation* bei allen Verletzungen der Extremitäten, insbesondere bei den Handverletzungen. Von zahlreichen Autoren wird dies uneingeschränkt auch bei der Zeigefingerverletzung gefordert. Während dieses Vorgehen bei Daumenverletzungen eine Selbstverständlichkeit darstellt, möchten wir bei den traumatischen Schädigungen des 2. Fingers ein differenziertes Vorgehen befürworten.

2. Funktionelle Anatomie

Der Daumen ist in seiner Funktion als Widerlager zu den Langfingern allein und ohne operative Eingriffe nicht ersetzbar. Seine Funktion erschöpft sich allerdings nicht in der Bildung eines Widerlagers, also in der Schaffung der Voraussetzung für den groben Faust- oder Werkzeuggriff. Seine zweite Funktion steht der ersten in keiner Weise nach: Die intakte Weichteilbeschaffenheit und Kuppensensibilität erzeugt die durch nichts zu ersetzende taktile Gnosis beim Spitzgriff. Anders liegt die Gewichtung dieser beiden Funktionen beim Zeigefinger. Fehlt der Zeigefinger, so können ohne nennenswerte Einbusse die drei ulnarseitigen Langfinger als kraftvolles Widerlager zum Daumen fungieren. Darin sehen wir bereits einen wesentlichen Unterschied zum Daumen. Darüber hinaus aber geht die taktile Gnosis beim Spitzgriff durch Verlust des Zeigefingers nicht verloren, sondern diese wird vielmehr lediglich verlagert zum intakten dritten Finger. Diese Verlagerung erfolgt ohne bedeutsame funktionelle Einbusse. In der täglichen Praxis lässt sich an unzähligen Beispielen der Nachweis erbringen, dass dem Ersatz des Spitzgriffes zwischen Daumen und Zeigefinger durch denjenigen zwischen Daumen und Mittelfinger eine hohe funktionelle Wertigkeit zukommt, so sehr dass auch bei relativ geringfügigen Kuppenstörungen am Zeigefinger an seiner Stelle auf die Mittelfingerkuppe umgestellt wird für alle feinen Greifbewegungen, und zwar auch bei ansonst unversehrter Motorik und Sensibilität des Zeigefingers. Jede Kuppenläsion am Zeigefinger wertet diesen in weit höherem Masse ab, als dies bei der versicherungstechnischen Beurteilung heute allgemein zum Ausdruck kommt [11] (Abb. 1).

Welche Bedeutung erhalten diese Feststellungen im Hinblick auf die Amputationshöhe am Zeigefinger bei „distaler Läsion"? Dazu ist folgendes festzuhalten:

a) Der Verlust der funktionellen Integrität der Zeigefingerkuppe mindert den Wert des Zeigefingers ganz erheblich.
b) Steht darüberhinaus der *Verlust* der ganzen Kuppe, oder des ganzen Endgliedes zu Buch, dann wiegt die funktionelle Wertminderung sinngemäss noch weit schwerer. Der Zeigefinger dient dann theoretisch zwar noch dem Schlüsselgriff, welcher ent-

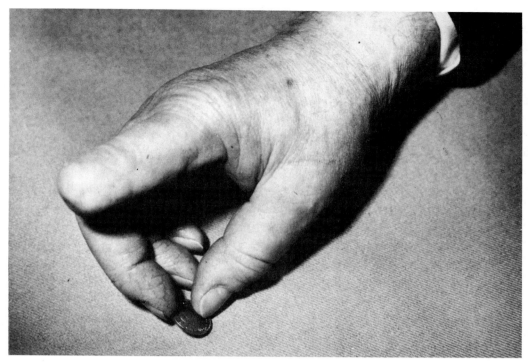

Abb. 1. *Spitzgriff bei partieller Zeigefingeramputation.*
Ohne Mühe tritt beim Feingriff der dritte anstelle des zweiten Fingers. Beim Werkzeuggriff wird häufig auch ein relativ langer Zeigefingerstumpf in Schonstellung weggehalten; bei sehr guter Weichteilpolsterung des Amputationsstumpfes wird dieser beim Werkzeuggriff zumindest an das Objekt angeschlossen.

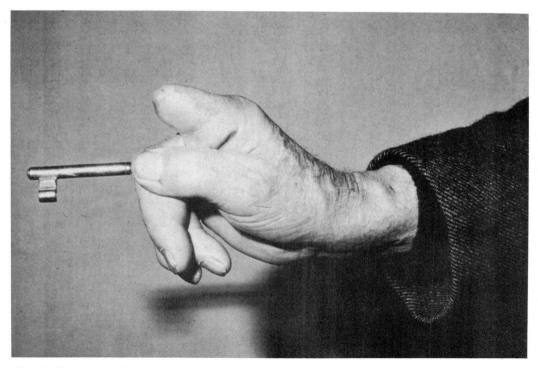

Abb. 2. *Kurzer Zeigefingerstumpf.*
Obwohl dieser praktisch für den Schlüsselgriff noch ausreichen würde, wird der Mittelfinger als Ersatz meist vorgezogen.

sprechend unserer Erfahrung aber — immer bei völlig intaktem Mittelfinger — praktisch ebenfalls meist auf den Mittelfinger übertragen wird (Abb. 2).

c) Der Zeigefingerstumpf wird lediglich bei idealer Stumpfbeschaffenheit beim Werkzeuggriff nicht weggehalten, sondern an den Gegenstand „angelehnt", im weniger günstigen Fall aber (Narben, ungenügende Polsterung, ungenügende Sensibilität) wird der Stumpf sogar vorwiegend in eine passive Schonstellung weggehalten beim Greifakt.

d) Hinsichtlich Kraft beim Faustschluss (Werkzeuggriff) kommt dem erhaltenen Zeigefingerstumpf lediglich Bedeutung zu im Hinblick auf die Erhaltung des intakten Metacarpus, d.h. des Mittelhandquergewölbes. Untersuchungen aber, die diese Behauptung unterstützen, sind uns nicht bekannt. Bekannt jedoch ist die Tatsache, dass beim Greifakt dem radialen Langfinger eher führende Wirkung zukommt, den ulnaren Langfingern dagegen vor allem Kraftwirkung [11]. Biomechanisch resultiert dieser Unterschied aus der vollständigen Gegenüberstellung der ulnaren Langfinger zum Daumen, während dem Zeigefinger nur eine teilweise Gegenüberstellung eigen ist.

3. Die Fragestellung

Gilt die Aussage von ROBINS [9] für den Zeigefinger ohne Einschränkung: *„Länge ist wichtig, aber nicht so wichtig wie die Qualität des Stumpfes"*? Kann der Ansicht jener Autoren voll beigepflichtet werden, die als Minimallänge des Zeigefingerstumpfes zur Erhaltung des Spitzgriffes die volle Länge der Grundphalanx angeben [2, 6]? Oder ist für einen „kräftigen Pinch" die Hälfte der Mittelphalanx notwendig [10]? Weiterhin, stimmt es, dass die ganze Breite der Mittelhand notwendige Voraussetzung zur Entfaltung der vollen Kraftwirkung der Hand darstellt [3, 5, 7] und dass deshalb das Metacarpale II, wenn immer möglich, in seiner vollen Länge erhalten bleiben soll? (Abb. 3a).

4. Vergleich zweier Kollektive von Zweitstrahlamputierten

Therapieziel: Dieses ist bei jeder Fingeramputation ein dreifaches, nämlich die möglichst geringe Beeinträchtigung der drei Hauptgreifformen der ganzen Hand: Grobgriff, Spitz- oder Feingriff und Schlüsselgriff [3, 6]. Wie ist der Zeigefingerstumpf zu bewerten im Hinblick auf diese Gesamtfunktion der Hand? Zwei kleine Gruppen von Patienten aus dem Notfallkrankengut des Kantonsspitals St. Gallen stehen uns zur Auswertung zur Verfügung.

Patientengruppen: Die eine Gruppe umfasst 5 Patienten mit Zeigefingerstümpfen verschiedener Länge, die andere Gruppe umfasst 5 weitere Patienten mit primär oder sekundär durchgeführter Schrägamputation am Metacarpale II (Abb. 3b).

Beurteilung: Als Beurteilungskriterien standen uns lediglich die Kraftmessung (semiobjektiv) zur Verfügung und zwar mit Hilfe des Vigorimeters für den Grobgriff und des Intrinsicmeters nach Mannerfelt (Abb. 4) zur Kraftmessung beim Spitzgriff.

Abb. 4. *Kraftmessung.*
Beim Feingriff (Pinch) kommt der *Intrinsicmeter nach Mannerfelt* zur Anwendung. ▶

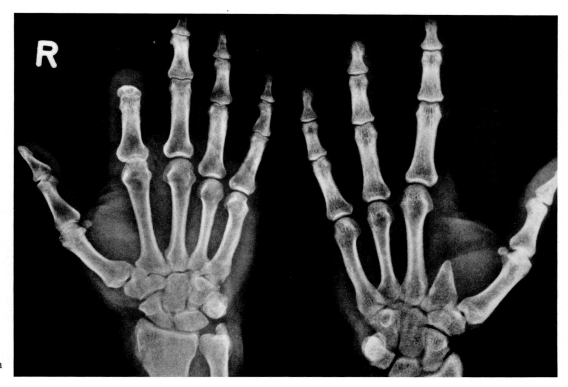

Abb. 3a und b.

a *Kurzer, gut gepolsterter Zeigefingerstumpf.*
 Wie gross ist der funktionelle Wert von Zeigefingerstümpfen verschiedener Länge?
b Zustand nach transmetacarpaler Schrägamputation Metacarpale II (Stumpf sehr kurz). Die günstige 1. Kommissur ist erkennbar.

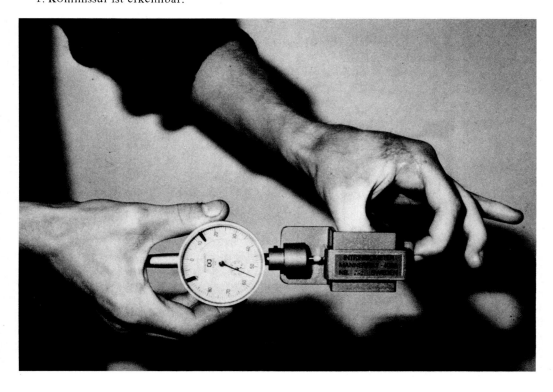

5. Ergebnisse

a) Grobkraft: Die Mittelwerte an der *gesunden* Hand (Kontrollhand) unterscheiden sich bei beiden Gruppen nur wenig (etwa 10%). Die Streubreite der beiden Gruppen differiert eher noch weniger. Werden die Werte der *operierten* Hand beider Gruppen verglichen, dann stimmen sowohl Mittelwerte wie Streubreite beider Gruppen ebenfalls nahezu vollständig überein (Abb. 5), d.h. es kann *keine* eindeutige Kraftherabminderung bei transmetacarpal Resezierten gegenüber den transphalangeal Amputierten gemessen werden.

b) Spitzgriffkraft: Die Werte der Kontrollhand (gesunde Gegenhand) sind in den beiden zu vergleichenden Gruppen um etwa 10% verschieden. Die gemessenen Kraftwerte beim Pinchgriff dagegen liegen bei der Zeigefingerstumpf-Gruppe in sehr auffälliger Weise tiefer als bei den Transmetacarpalamputierten, d.h. der Pinch ist weit kräftiger zwischen Daumen und intaktem Mittelfinger als etwa zwischen Daumen und Zeigefingeramputationsstumpf beliebiger Länge (Abb. 6).

c) Objektive Brauchbarkeit des Stumpfes: Die Beobachtung der beiden Gruppen bei einer Anzahl von standardisierten Verrichtungen ergab:

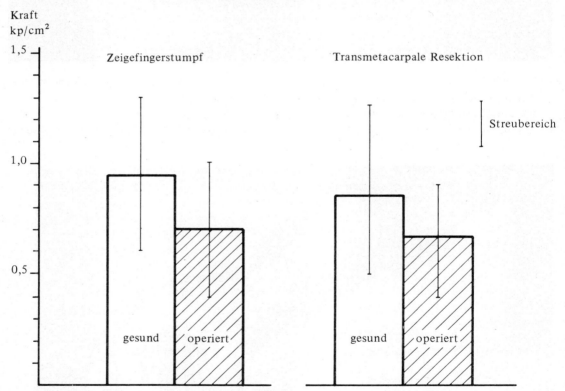

Abb. 5. *Durchschnittliche grobe Kraft* (gemessen mittels Vigorimeter).
Vergleich zweier Kollektive:
1. Erhaltene Zeigefingerstümpfe (links): Die gesunde Hand der Gegenseite dient als Kontrolle. Eine deutliche Kraftminderung findet sich an den Händen mit Zeigefingeramputation.
2. Bei Schrägamputation Metacarpale II: Die grobe Kraft liegt ebenfalls tiefer an der Amputationshand verglichen mit der gesunden Gegenseite.
   Offensichtlich ergibt sich bei den beiden zu vergleichenden Kollektiven speziell beim Grobgriff kein deutlicher Kraftunterschied.

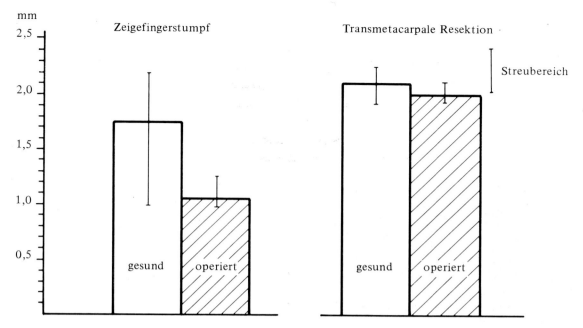

Abb. 6. *Durchschnittliche Pinch-Kraft* (gemessen mittels Intrinsicmeter nach Mannerfelt).
Die Gruppe der transmetacarpal Amputierten (rechts) zeigt kaum eine verminderte *Pinchkraft* (Daumen-Mittelfinger) gegenüber der gesunden Seite (Daumen-Zeigefinger).
Offensichtlich ist die Pinch-Kraft zwischen Daumen und Mittelfinger nach Wegfall des Zeigefingers zumindest vergleichbar mit derjenigen zwischen Daumen und Zeigefinger (bei geschädigtem Zeigefinger).

1. Nur ausnahmsweise wird der Zeigefingerstumpf bei diesen Verrichtungen in normaler Weise eingesetzt.
2. Der Zeigefingerstumpf wird auch beim ausgesprochenen Handarbeiter bei der Mehrzahl der Testverrichtungen in Schonstellung weggehalten. Der Stumpf wird dabei als störend bezeichnet.
3. Bei allen Spitzgriff-Funktionen wird selbst der lange Zeigefingerstumpf durch den intakten Mittelfinger ersetzt.

d) Subjektive Angaben: Ausnahmslos alle Patienten der Zeigefingerstumpf-Gruppe klagten über Kälteempfindlichkeit und Wetterfühligkeit. Diese Missempfindungen können sich allerdings nach Jahren verlieren und sind deshalb nicht zu überwerten. Immerhin fanden wir diese Störung bei den transmetacarpal Amputierten nicht. Bei grösseren Fallzahlen dürften sich allerdings sicher Fälle finden, bei welchen beispielsweise *Stumpfneurome* auch nach transmetacarpaler Amputation in der Hohlhand auftreten. Eine Kraftverminderung wird beim Transmetacarpal-Amputierten — auch auf Befragung hin — nicht bestätigt.

e) Morbidität: Eindeutig ist die Morbidität (Anpassung an den entsprechenden Verlust und Dauer der Erwerbsunfähigkeit) nach dem radikaleren Eingriff der Metakarpalamputation von kürzerer Dauer. Die volle Umstellung der Zeigefingerfunktion auf einen intakten Mittelfinger erfolgt in sehr viel kürzerer Zeit als die Angewöhnung an den Zustand nach Teilamputation des Zeigefingers auf verschiedener Höhe.

6. Diskussion und Schlussfolgerungen

In der Fachliteratur findet man überwiegend eine Befürwortung der *sparsamen Nachresektion* nach Fingeramputationen auch am 2. Strahl. Unsere Untersuchungen bei Zeigefingerverletzten ergaben ein davon abweichendes Bild: ausgezeichnete Funktion, schnelle und vollständige Adaptation an den neuen Zustand, weitgehend fehlende subjektive Beschwerden und nicht zuletzt ein sehr befriedigendes kosmetisches Resultat nach transmetacarpaler Nachamputation des 2. Strahles. Der subjektive und objektive Vergleich der beiden — wenn auch kleinen Kollektive — überzeugte uns davon, dass am

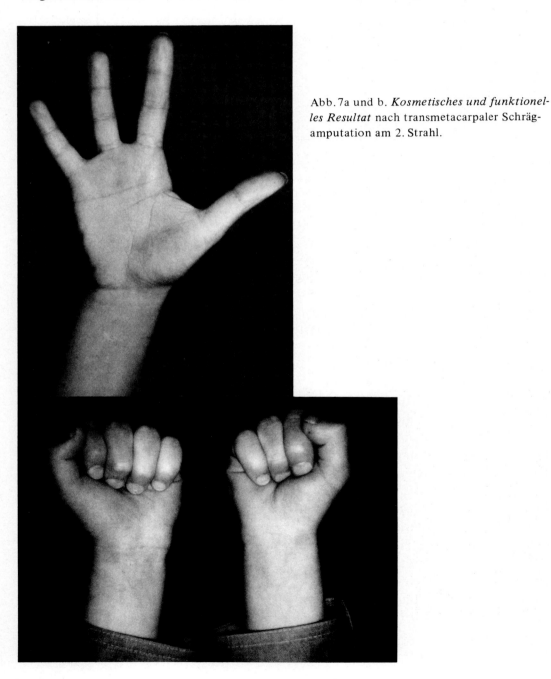

Abb. 7a und b. *Kosmetisches und funktionelles Resultat* nach transmetacarpaler Schrägamputation am 2. Strahl.

Zeigefinger vermehrt von der Grundregel einer sparsamen Nachamputation *abgewichen werden kann* (Abb. 7).

Literaturverzeichnis

1. BUNNEL, S., BÖHLER, J.: Die Chirurgie der Hand, 2. Teil, S. 888–894. Maudrich, Wien 1959.
2. CHASE, R. A., LAUBE, D. R.: Die Hand, S. 39, Huber, Bern/Stuttgart/Wien 1968.
3. HILGENFELD, O., STOCKHUSEN, H.: Neue Erkenntnisse in der modernen Chirurgie der Hand, S. 30. Enke, Stuttgart 1970.
4. HOFFMANN, H.: Allgemeine und spezielle chirurgische Operationslehre, Amputationen, Band X, Teil 3, S. 83–93. Springer, Berlin 1972.
5. VON LANZ, T., WACHSMUTH, W.: Praktische Anatomie, Band I, Teil 3, Arm, 2. Aufl., S. 12. Springer, Berlin 1959.
6. MILFORD, L.: The hand, S. 122, C. V. Mosby Company, St. Louis 1971.
7. MITTELBACH, H. R.: Die verletzte Hand, S. 77. Barth, München 1972.
8. PULVERTAFT, R. G.: Operative surgery: the hand, S. 239. Butterworth, London 1970.
9. ROBINS, R. H. C.: Injuries and infections of the hand. Arnold Ltd., London 1961.
10. STACK, G., PULVERTAFT, R. G.: The hand: clinical surgery, S. 111–113. Butterworth, London.
11. ZRUBECKY, G.: Arbeitsunfall und Begutachtung. S. 29. Enke, Stuttgart 1970.

Amputationen und Prothesenversorgung der Mittelhand

R. Baumgartner, H. P. Kundert

1. Einleitung

Amputationen auf Höhe der Mittelhand sind unterschiedlich zu bewerten. Nahezu unbrauchbar sind druckempfindliche oder schmerzhafte Amputationsstümpfe. Beeinflusst wird die Beurteilung eines Stumpfes durch eventuell gleichzeitig bestehende Schäden an der gesunden Hand der Gegenseite. Ein schmerzfreier Stumpf dagegen, zumal wenn eine begrenzte Greiffunktion noch verblieben ist, bietet weniger Probleme, ob dieser nun mit oder ohne Prothese versorgt wird. Über Amputationen im Mittelhandbereich finden wir auffallend wenig Literatur, im Gegensatz etwa zu Amputationen auf Niveau Finger oder Vorderarm (Glattly [4]).

2. Zur Ätiologie

Das Ursachen-Spektrum klinisch beobachteter Amputationen reicht von *angeborenen Defekten* über primäre und sekundäre *Traumafolgen* bis zu den lokalen Auswirkungen von *Infekten, Allgemeinerkrankungen* und schliesslich *Tumoren.*

a) Angeborene Defektmissbildungen

Amputationen im eigentlichen Sinne stellen die Defektmissbildungen nicht dar, war doch die Hand gar nie vollständig. Bei aller Ähnlichkeit mit den echten Amputationen unterscheiden sie sich denn auch in wichtigen Punkten. Die Stümpfe sind schmerzlos und in der Regel gut gepolstert. Einzig Amnionumschnürungen können ungenügend durchblutete und schlecht gepolsterte Stümpfe zur Folge haben. Die Innervation ist nie gestört und damit die Sensibilität intakt. Dagegen finden wir ausschliesslich und nicht selten als Folge operativer Korrekturen Narben mit Kontrakturen und Keloidbildungen. Aus diesem Grunde sollten solche Eingriffe vor Abschluss des Wachstums mit äusserster Zurückhaltung ausgeführt werden. Sie sind schon deshalb selten indiziert, weil die Leistungsfähigkeit dieser Stümpfe überraschend gross ist. Funktionelle Aspekte und nicht die anatomischen Verhältnisse bilden die Indikation für operative Korrekturen, wie etwa die Entfernung eines störenden Fingerbürzels, die Behebung von Schnürfurchen, das Lösen einer Syndaktylie. Bei der Letzteren aber ist zu bedenken, dass ein mehrstrahliger Finger leistungsfähiger ist als zwei oder drei getrennte, funktionell wenig wertvolle Stummel [1].

b) Unfallbedingte Amputationen

Bei traumatischen Amputationen lässt sich nur in Ausnahmefällen primär ein brauchbarer, definitiver Stumpf bilden. Im Anfang geht es darum, zerstörtes Gewebe zu entfernen, alles aber zu erhalten, was noch irgendwelche Überlebenschancen hat (BUNNEL [1]). Erst in einer 2. Phase besteht die Möglichkeit, einen definitiven und optimalen Stumpf zu bilden. Sowohl für die 1. wie für die 2. Phase können mehrere operative Eingriffe nötig sein (MICHON [7]).

c) Osteomyelitis

Die nicht posttraumatische Osteomyelitis an der Hand ist in unseren Breitengraden nurmehr von historischem Interesse. In Entwicklungsländern dagegen spielen Tuberkulose und besonders die Lepra nach wie vor eine wichtige Rolle.

d) Arterienverschlüsse

An der unteren Extremität sind arterielle Verschlüsse die wichtigste Amputationsursache. Demgegenüber bildet eine Amputation an der oberen Extremität infolge nichttraumatischer arterieller Durchblutungsstörung die Ausnahme. Ihre Genese aber ist vielfältig. Auch Kinder können davon betroffen sein. Die Endangitis obliterans kann sukzessive zur Amputation aller vier Extremitäten führen. Trotz der Progredienz dieses Leidens besteht aber kein Grund, gleichsam auf Vorschuss, höher zu amputieren als unbedingt notwendig ist. Störungen nicht nur der arteriellen, sondern auch der venösen und lymphatischen Zirkulation sind auch Folge der Fibrose nach Radiotherapie ebenso wie neurologische Ausfälle durch Nervenkompression.

e) Neurologische Läsionen

Motorische und sensorische Lähmungen, etwa nach traumatischer Plexusläsion oder Strahlenfibrose können aus der Hand ein störendes, schmerzhaftes, funktionsloses und verletzliches Anhängsel machen. Nach sorgfältiger Abklärung mag dann die Indikation zur Amputation gegeben sein, wobei aber die Absetzung eher im Bereich des Vorderarms oder noch höher zu erfolgen hat. Dagegen ist ein partieller Verlust der Motorik oder der Sensibilität keine Indikation zur Teilamputation der Hand. Das Beispiel der Rehabilitierungsmöglichkeiten bei den Tetraplegikern mag dies illustrieren.

f) Maligne Tumoren

Die grossen Fortschritte der Onkologie erfordern eine differenzierte Betrachtungsweise der malignen Tumoren des Bewegungsapparates. Es ist Sache des Spezialisten, die Malignität des Tumors abzuschätzen und dem Operateur Anweisung zu geben, welche minimale Sicherheitsdistanz einzuhalten ist. Anzustreben ist die Bildung eines optimalen Stumpfes in einer *einzigen* operativen Sitzung.

3. Wahl der Amputationshöhe

Der ideale Stumpf erfüllt folgende Voraussetzungen:

- Knöcherne Stumpfenden abgerundet, in der Länge harmonisch auf die benachbarten Stümpfe abgestimmt, mit Weichteilen reizlos gepolstert. Diese sind zur Unterlage verschieblich.
- Gelenke frei beweglich.
- Sensibilität und Durchblutung ungestört.
- Keine Überempfindlichkeit auf Berührung, Kälte oder Wärme.
- Keine Phantomschmerzen.

Bei den Mittelhandamputationen sind diese Voraussetzungen nur im Ausnahmefällen erfüllt. Die Versuchung ist daher gross, den Stumpf zu kürzen, allenfalls gleich im Handgelenk zu exartikulieren oder gar im Vorderarm zu amputieren, um den optimalen Stumpf zu erhalten. Solche Überlegungen haben heute bestenfalls noch in der Kriegschirurgie Gültigkeit. Der ideale Stumpf ist anzustreben, aber nicht zu erzwingen. So ist vor einer zusätzlichen Kürzung des Stumpfes mit dem Ziel, die Prothesenversorgung zu vereinfachen, zu warnen. Auch ein Stumpf mit eingeschränkter Beweglichkeit, mit herabgesetzter Durchblutung oder teilweise gestörter Sensibilität ist funktionell jeder künstlichen Hand, deren Bewegungsmöglichkeiten beschränkt sind und welcher jegliche Sensibilität fehlt, vorzuziehen [7].

Entscheidend für die Beurteilung eines Stumpfes ist nicht das unmittelbare postoperative Ergebnis, sondern die weitere Entwicklung. Physikalische und ergotherapeutische Massnahmen und nicht zuletzt auch der Faktor Zeit vermögen die Qualität eines Stumpfes entscheidend zu verbessern. Diesen Möglichkeiten werden aber enge Grenzen gesetzt, wenn bei der operativen Versorgung wichtige Grundsätze nicht beachtet werden. Umgekehrt vermag eine sorgfältige Indikationsstellung und operative Technik von Anfang an das endgültige Ergebnis günstig zu beeinflussen und eine allfällige Prothesenversorgung zu beschleunigen oder überhaupt erst zu ermöglichen.

4. Operative Technik

Selbst kleinere Stumpfkorrekturen sind besser in Allgemein- oder Leitungsanästhesie als in lokaler Betäubung durchzuführen. Die Blutleere ist in Fällen mit gestörter arterieller Durchblutung kontraindiziert.

Ein scharfer Lüer eignet sich am besten zur Abrundung der Knochenstümpfe und zur Entfernung von Periostfransen. Mit der Feile dagegen können benachbarte Weichteile unfreiwillig traumatisiert werden. Ein endständiger Gelenkknorpel bei Exartikulationen ist nur zu entfernen, wenn überflüssiger Knochen vorhanden ist, also aus Gründen der Länge. Das Durchtrennen von Diaphysen geschieht mit der Giglisäge oder einer oszillierenden Säge, wobei jedes Erhitzen des Knochens zu vermeiden ist.

Die Länge der Knochenstümpfe ist so aufeinander abzustimmen, dass diese untereinander eine möglichst harmonische Linie bilden. Bei Exartikulationen der Finger II und V ist es besser die Köpfchen der Metacarpalia mitzuentfernen, da sie sowohl funktionell wie auch kosmetisch stören.

Arterien und Venen werden möglichst peripher, Nerven dagegen meistens 5–10 mm proximal des Stumpfendes durchtrennt. Letztere bilden sonst Neurome im Bereich des eigentlichen Weichteilstumpfes. Der ideale Stumpf ist ausreichend mit Weichteilen ge-

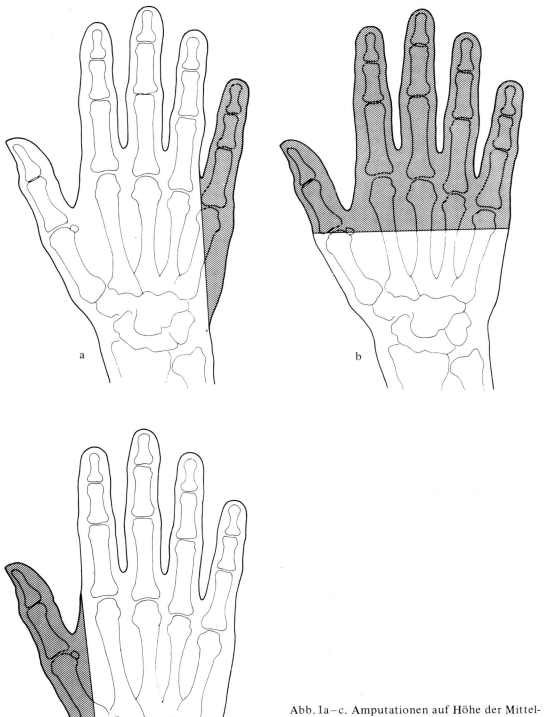

Abb. 1a–c. Amputationen auf Höhe der Mittelhand.

a ulnarer Typ
b transversaler Typ
c radialer Typ

polstert. Die Narbe liegt möglichst streckseitig. Weichteildefekte werden in erster Sitzung mit Spalthautlappen gedeckt. Damit sind primäre Stumpfverkürzungen zu vermeiden. Transplantate auf der palmaren Seite aber sind nur dann sinnvoll, wenn sie nicht mehr als ein Drittel bis die Hälfte der Hohlhand umfassen. Die fehlende Sensibilität des Transplantates vermindert den funktionellen Wert des Stumpfes erheblich. Am Handrücken dagegen können durchaus grössere Flächen mit Transplantaten bedeckt werden, da hier der Sensibilität weniger Bedeutung zukommt. In günstigen Fällen stellt sich übrigens nach einer gewissen Zeit eine, wenn auch stark reduzierte Tastempfindung auch im Bereich von freien Hauttransplantaten wieder ein. Hauttransplantate bedürfen sorgfältiger Nachbehandlung und Pflege. Sie sind täglich mehrmals einzufetten, um die fehlende Talg- und Schweissekretion zu substituieren. Es wird damit vermieden, dass die Haut immer wieder aufbricht im Bereich von Narben und über harter knöcherner Unterlage.

Für die Qualität des Stumpfes ist die gute Durchblutung eine wesentliche Voraussetzung. Diese lässt sich durch geeignete physikalische und ergotherapeutische Massnahmen, aber auch durch die thorakale Sympathektomie, durch einen Kälteschutz und eventuell auch medikamentös wirksam verbessern.

Der Form nach lassen sich die Amputationen der Mittelhand in drei Gruppen einteilen (OENNE; PAQUIN und XENARD [8, 9]) (Abb. 1):

1. *Ulnarer Typ:* Verlust der Langfinger bei mehr oder weniger vollständig erhaltenem Daumen
2. *Transversaler Typ:* Vollständige Amputation durch die Mittelhand inklusive Daumen
3. *Radialer Typ:* Verlust von Daumen und Daumenballen

Wichtiger als die Form erscheint uns aber die Beurteilung seiner möglichen Funktionen, bezogen auf die Lebensgewohnheiten des Patienten. Die Qualität der allenfalls noch vorhandenen Greifmöglichkeiten mit und ohne Prothesenversorgung steht an erster Stelle.

5. Prothesenversorgung

Von jeder Prothese erwartet der Patient zunächst einmal ein funktionell und ästhetisch möglichst genaues Ebenbild des zu ersetzenden Körperteiles. Ist es heute möglich, Zahn- oder Augenprothesen wenigstens nach Form und Farbe täuschend ähnlich herzustellen, so ist dies bei künstlichen Händen nur in sehr beschränktem Ausmass der Fall. Die Hand mit ihrer Vielfalt von Gelenken, fein aufeinander abgestimmten Bewegungen und vor allem dem hoch entwickelten Tastsinn und dem immer wechselnden Hautkolorit, ist ein viel zu fein gegliedertes Wunderwerk, als dass es auch mit modernsten Mitteln nur einigermassen zufriedenstellend nachgebildet werden kann. Es ist daher nicht verwunderlich, wenn nur ein kleiner Prozentsatz der Amputationen an der Mittelhand prothetisch versorgt wird. Dazu kommt, dass bei der relativ geringen Anzahl solcher Patienten nur wenige Orthopädietechniker über die nötige Erfahrung verfügen. Immerhin hat die Ausbildung in den letzten Jahren wichtige Fortschritte gemacht. Neue Materialien stehen zur Verfügung. Wie oben erwähnt wird die Wahl der Prothese aber vor allem durch die Qualität und Form des zur Verfügung stehenden Stumpfes, dann auch von den Ansprüchen des Patienten bestimmt. Dem einen Patienten genügt eine Prothese als eine Art

Werkzeug, die lediglich eine Greifform ermöglicht, dem anderen ist die Wiederherstellung der äusseren Form ein grösseres Anliegen als jegliche Verbesserung der Funktion. Immer aber lohnt es sich, funktionelle Prothesen behelfsmässig aus Gips herzustellen. Damit kann sich auch der Patient ein Bild von dem geplanten und möglichen Behelf machen. In jedem Falle auch sollte der Arzt in der Lage sein, dem Patienten Muster oder Abbildungen der verschiedenen möglichen Prothesen zu zeigen [2, 3].

Im folgenden sind die heute zur Verfügung stehenden Modelle kurz erläutert.

a) Passive Prothesen

Die passive Prothese ist die einfachste Art der Versorgung. Sie ist leicht, störungsfrei im Betrieb, wirtschaftlich und erreicht in den meisten Fällen ein Ziel, nämlich die Wiederherstellung oder Verbesserung der Greiffunktion. Ein derartiger Daumenersatz ist kritisch abzuwägen gegenüber aufwendigen rekonstruktiven operativen Eingriffen. Er ist zumindest risikolos und wirtschaftlich. Sowohl Daumen wie Mittelhandprothesen lassen sich befestigen, ohne dass die Beweglichkeit im Handgelenk eingeschränkt wird (Abb. 2). Dasselbe gilt auch für die Schmuckhand [10].

Dagegen benötigt der volare Gegenhalt immer eine Schiene, welche bis an das proximale Drittel des Vorderarms reicht, ähnlich wie dies bei der Radialisschiene der Fall ist (Abb. 3). Halterungen für Schreibzeug, Essbesteck, Werkzeuge, Musikinstrumente oder auch für Skistöcke (KUNDERT) haben sich in geeigneten Fällen gut bewährt (Abb. 4–7).

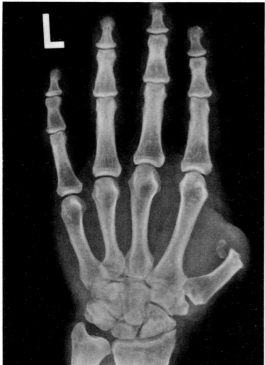
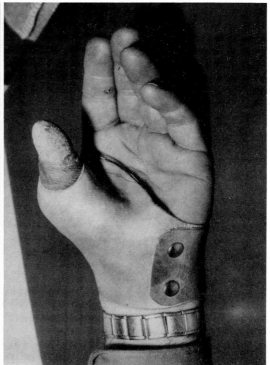

Abb. 2a und b. Passive Prothesen.
a Mittelhandamputation vom radialen Typ
b Versorgung mit Daumenersatzprothese

Die Abklärung der verschiedenen Möglichkeiten ist vor allem auch Aufgabe der Ergotherapie [5, 6].

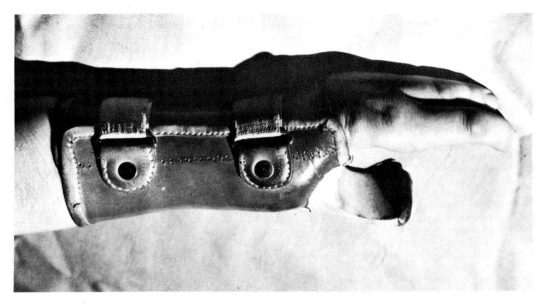

Abb. 3. Passive Prothesen: volarer Gegenhalt.

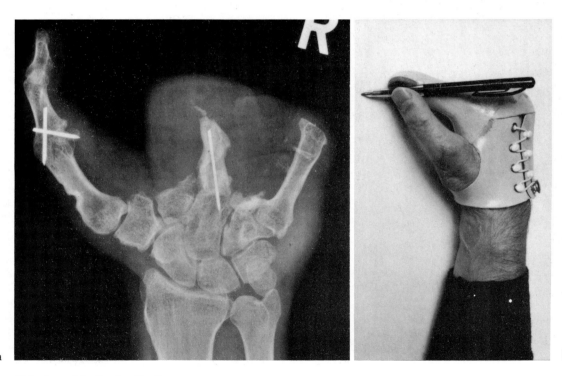

Abb. 4a und b. Passive Prothesen.
a Mittelhandamputation vom ulnaren Typ
b Halterung für Schreibzeug

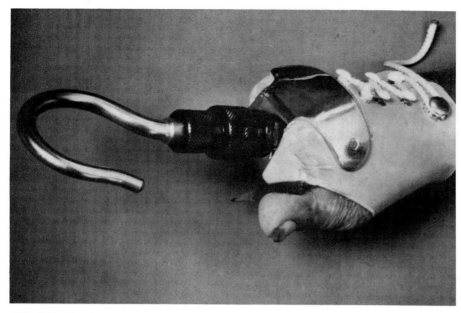

Abb. 5. Passive Prothesen: Halterung für Werkzeug.

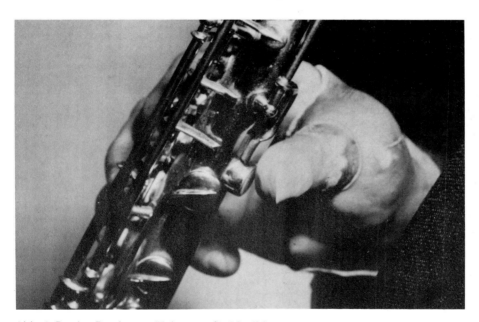

Abb. 6. Passive Prothesen: Halterung für Musikinstrumente.

Die Schmuckhand (Abb. 8) hat die primäre Aufgabe, die Form der Hand wiederherzustellen, sie ermöglicht aber in allen Fällen auch zusätzliche Funktionen. Auch bietet sie dem Stumpf Schutz vor Kälte und Trauma. Die Schmuckhand vergrössert immer die Fläche der Hand und verbessert damit zumindest die Funktion des Stumpfes als Gegenhalt.

Jede Prothese soll den Stumpf nicht mehr als nötig umschliessen. Wenn irgendwie möglich sollte die Palmarseite offen gelassen werden, damit der Tastsinn der Hohlhand beim Greifen nach Möglichkeit zur Verfügung steht.

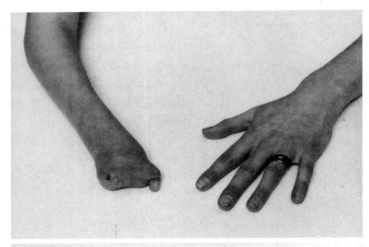

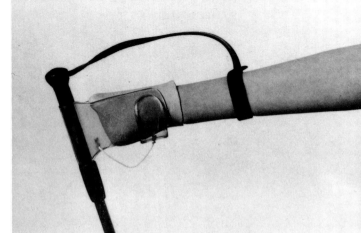

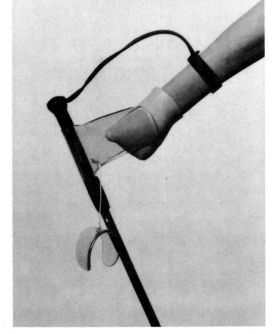

Abb. 7a–c. Passive Prothesen.
a Angeborene Defektmissbildung re
b Halterung für Skistock
c Ausklinken der Halterung unter Hebelwirkung

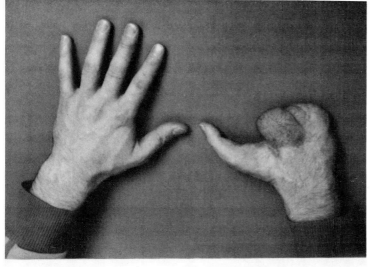

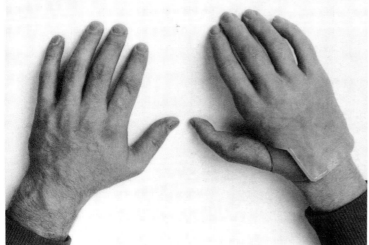

Abb. 8a und b. Passive Prothesen.

a Mittelhandamputation vom ulnaren Typ
b Versorgung mit Schmuckhandprothese

Die Anforderungen an die Ästhetik dürfen in keinem Falle zu hoch geschraubt werden. Form und Farbe müssen sich an ein Mittelmass halten, das oft einer toten Hand ähnlicher sieht als einer lebenden, und das sich auch durch Lackieren der Nägel, Kolorieren der Hautvenen und das Tragen von Schmuck nur unwesentlich verbessern lässt. Dazu kommt, dass sich die Farbe der Prothese mit der Zeit verändert und die Oberfläche ein speckiges Aussehen bekommt. Viele Patienten ziehen es daher vor, die Schmuckhand auch zur Sommerzeit mit einem Handschuh zu tarnen. Trotz allen Nachteilen geben aber viele Patienten der Schmuckhand den Vorzug vor einer funktionell wertvolleren, jedoch ästhetisch weniger befriedigenden Prothese (SCHÖLLNER [12]). Insbesondere vermögen Patienten aus lateinischen Ländern sich mit Prothesen, welche eher einem Werkzeug ähnlich sind als einer menschlichen Hand, nie zu befreunden. Im Gegensatz dazu steht die eher praktisch-nüchterne Betrachtungsweise der Angelsachsen. Bei den helvetischen Patienten hat sich – wie könnte es auch anders sein – ein Kompromiss bewährt, indem den Patienten eine funktionelle Prothese zur Arbeit, eine Schmuckhand aber für Freizeit und Sonntag angepasst wird.

Heute stehen als passive Prothesen zur Verfügung:

- Daumenprothese
- Mittelhandprothese
- Volarer Gegenhalt
- Halterungen
- Schmuckhand

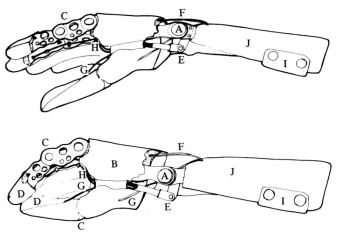

Abb. 9a–b. Aktive Prothese nach dem Engen-Prinzip.

a Griff geöffnet
b Griff geschlossen

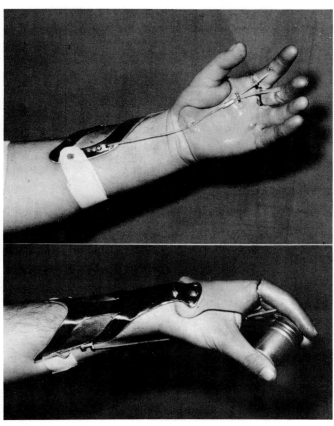

b) Aktive Prothesen

Prothesen die mit eigener Kraft oder mit einem körperfremden „Motor" bewegt werden können, haben in jedem Fall vor allem einen funktionellen Wert. Wir unterscheiden Eigenkraft -und Fremdkraftprothesen [9, 10, 12].

Eigenkraftprothesen

Gerade eine Handprothese kommt ihrem Vorbild wesentlich näher, wenn sie nicht nur eine passive Funktion ausübt, sondern sich aktiv bewegen lässt. Als Energiequelle kommt in erster Linie die Eigenkraft in Betracht, also die Übertragung einer „entbehrlichen" Bewegung durch Kabelzug oder durch ein Hebelsystem auf die künstliche Hand. Es ist naheliegend, die Bewegungen des Handgelenkes dafür zu verwenden. Die Idee [11] geht auf SAUERBRUCH zurück, ist durch die Zunahme der Tetraplegien jedoch sehr aktuell geworden. Für diese Patienten haben ENGEN und DENT eine Schiene entwickelt, die über ein Hebelsystem die aktive Flexion [2, 3] (oder Extension) des Handgelenkes auf die ersten drei Finger überträgt und damit den Spitzgriff ermöglicht (Abb. 9). Der Spanier PRIM hat nach dem gleichen Prinzip Prothesen für Teilamputationen der Hand entwickelt, die sowohl kosmetisch wie auch funktionell besser zu befriedigen vermögen als alle bisherigen Modelle (Abb. 10) [10].

Der Schultergürtel als Eigenkraft ist die klassische Energiequelle zur Betätigung von künstlichen Händen oder Greifzangen (Haken). Auch Mittelhandstümpfe lassen sich mit

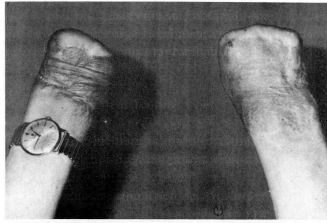
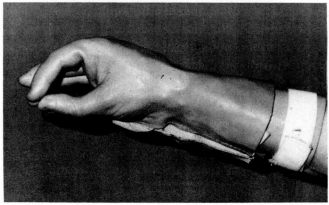

Abb. 10a und b. Aktive Prothese nach dem Engen-Prinzip.

a Bilaterale transversale Mittelhandamputation
b Prothesenversorgung

einem Haken versorgen, wenn ausschliesslich funktionelle Gesichtspunkte zur Diskussion stehen. Wegen des Stumpfes kommt es aber zu einer Überlänge der Prothese, wenn der Haken nicht bajonettförmig auf der Dorsalseite auf Höhe des Handrückens an der Prothese verankert wird.

Fremdkraftprothesen

Heute stehen pneumatisch betriebene und elektrisch betriebene Fremdkraftprothesen zur Verfügung. Bei hohen Tetraplegien ist es möglich, die fehlende aktive Bewegung des Handgelenkes durch einen der beiden Antriebe zu ersetzen und nach dem Engen-Prinzip auf die Hand zu übertragen. Die Steuerung erfolgt myoelektrisch über Ventile oder Schalter. Nach dem gleichen Prinzip lässt sich auch eine Mittelhandprothese herstellen. Solche Behelfe sind aber aufwendig, störungsanfällig und auch teuer. Ein ungelöstes Problem ist die Energiequelle, deren Leistung in keinem Verhältnis steht zum Gewicht, handle es sich dabei um Flaschen mit komprimierten Gasen oder um Akkumulatoren. Sie müssen daher am Rollstuhl befestigt werden und sind somit höchstens geeignet für Schwerstbehinderte und auch hier nur in ganz bestimmten Fällen. Wir haben bisher erfolgreiche Versorgungen von Amputationen an der Mittelhand nicht angetroffen.

Schlussfolgerungen

Nach einer Übersicht über die Ursachen der Mittelhandamputationen und über die Wahl der Amputationshöhe sowie geeignete Operationstechniken stellen wir fest, dass eine Prothesenversorgung keineswegs problemlos ist und nur in seltenen Fällen indiziert erscheint. Die Voraussetzung dafür ist allerdings immer ein prothetisierbarer Stumpf. Die Prothesenversorgung berücksichtigt die Qualität des Amputationsstumpfes, die Lebensgewohnheiten des Patienten und vor allem die verschiedenen heute zur Verfügung stehenden technischen Möglichkeiten.

Literaturverzeichnis

1. BUNNELL, S.: The Management of the Nonfunctional Hand – Reconstruction vs Prosthesis. Artificial Limbs *4*, 76, 1957.
2. DENT, L.: Wrist-driven Prostheses for a Bilateral Partial-Hand Amputee. Artificial Limbs *14*, 81, 1970.
3. ENGEN, T.J.: Upper Extremity Orthosis. A project report. Orth.Pros.Appl.J. *21*, 112, 1967.
4. GLATTLY, H.W.: A Preliminary Report on the Amputee Census. Artificial Limbs *7*, 5, 1963.
5. KUNDERT, H.P.: A coups de bâton. Quand même *10*, 11, 1975.
6. KUNDERT, H.P.: Skistockhalter für Handamputierte. Arbeit im Druck.
7. MICHON, J.: La main métacarpienne. Acta orthop.belg. *39*, 1182, 1973.
8. OENNE, K.: Rotatory Angulatory Osteotomy of the Metacarpal Bones in Mutilated Hands. Acta chir.scand. *108*, 268, 1954.
9. PAQUIN, M., XENARD, J.: Appareillage fonctionnel de la main mutilée. Acta orthop.belg. *39*, 1188, 1973.
10. PRIM, P., SALCEDO, J., AMIROLA, A.: Die Prothesenversorgung bei Teilamputationen der Hand. Medizinisch-orthopädische Technik *95*, 29, 1975.
11. SAUERBRUCH, F.: zitiert in: Künstliche Arme und Hände. Deutsche Orthopädie, H.Gocht, 2.Band, 2.Auflage, Enke, Stuttgart 1920.
12. SCHOELLNER, D.: Die prothetische Versorgung von Hand- und Unterarmstümpfen. Handchirurgie *4*, 139, 1972.

5. Teil
Eingriffe und Ergebnisse am Sattelgelenk

Resektionsarthroplastik am Daumensattelgelenk – Analyse der Resultate

R. BISCHOFBERGER

1. Einleitung

Verschiedene Operationsverfahren stehen zur Behandlung therapieresistenter Rhizarthrosefälle zur Verfügung. Allen haften – neben den Vorteilen – Nachteile an. Wir erwähnen hier nur die Nachteile, die der Resektionsarthroplastik zur Last gelegt werden, nämlich:

— Stabilitätsverlust des Daumens
— Kraftverlust beim Spitz- und Grobgriff
— Verkürzung des Daumenstrahls.

Weitgehend unproblematisch sollte dagegen die Schmerzbefreiung und die Wiederherstellung einer brauchbaren Beweglichkeit sein. Die folgende Analyse von 50 Fällen dient der Überprüfung vor allem nachteiliger Folgen.

2. Patientengut

Die Fälle der Klinik W. Schulthess in Zürich aus den Jahren 1965 bis 1974 stehen zur Verfügung. Bei 57 Patienten wurden 66 Operationen wegen Rhizarthrose durchgeführt:

Resektionsarthroplastik:	54
Implantate (Silastik):	12
Total Operationen	66

Interessant ist die ätiologische Verteilung der Fälle:

Idiopathische Arthrose	38 Patienten
Entzündung (PcP, Gicht)	16 Patienten
Posttraumatische Arthrose	3 Patienten
Total Patienten	57

Bei einem Durchschnittsalter von 59 Jahren zur Zeit der Operation überwiegen die Frauen auch in unserem Kollektiv (49 Frauen, 8 Männer), während die Anzahl der Operationen an der li. und an der re. Hand vollständig ausgeglichen ist. Die durchschnittliche Beobachtungszeit von $5^{2}/_{12}$ Jahren umfasst Fälle 6 Monate bis 10 Jahre nach der Operation. Man kann deshalb nicht von eigentlichen Spätergebnissen sprechen. Zur Auswertung gelangten von den 54 Resektionsarthroplastiken deren 50 bei 50 Patienten.

Bezüglich Operationstechnik ist das Krankengut nicht vollständig homogen, insofern als schon früh die einfache Resektion zugunsten einer verbesserten Stabilität modifiziert wurde. So diente eine Abspaltung aus der Sehne des Flexor carpi radialis zur Verstärkung des Kapselverschlusses, später wurde sie auch als Interponat anstelle des resezierten Trapeziums benützt. Diese Modifikationen ermöglichten kurzfristige postoperative Ruhigstellung (Durchschnitt 5 Tage) und eine frühzeitige Aufnahme der Bewegungsübungen.

3. Untersuchungsparameter

Möglichst objektive Untersuchungsmethoden sind wünschbar, aber kaum zu realisieren. Subjektive Angaben müssen notwendigerweise herangezogen werden, lassen sich doch Beschwerdefreiheit, Ausmass von Restbeschwerden und feinere funktionelle Störungen wie Geschicklichkeit und kompensatorische Ersatzfunktionen kaum metrisch wiedergeben.

a) Subjektive Angaben

Die Patienten werden zuerst nach dem Grad der Zufriedenheit gefragt. Dieser Aussage kommt nach wie vor grosse Bedeutung zu, wird doch die Indikation zur Operation vor allem deshalb gestellt, weil die Patienten mit dem Zustand nicht zufrieden sind. Unsere Patienten gaben die folgende Auskunft:

sehr zufrieden	31	(ohne nennenswerte Störungen)
zufrieden	17	(besser)
nicht zufrieden	2	
Total Patienten	50	

Bemerkenswert ist die Ätiologie der Rhizarthrose bei den beiden am Schluss erwähnten Misserfolgen. Es handelt sich dabei einmal um eine posttraumatische Arthrose nach Bennettfraktur und einmal um eine sekundäre Arthrose bei rheumatoider Arthritis. Da aber 19 nichtidiopathische Rhizarthrosen in unserem Kollektiv zu finden sind, darf aus diesen Angaben geschlossen werden, dass die Resektionsarthroplastik in ausgewählten Fällen auch bei entzündlichen und posttraumatischen Arthrosen Erfolg verspricht, wenn auch die besten Resultate nach idiopathischer Rhizarthrose zu verzeichnen sind.

Subjektive Angaben hinsichtlich Beschwerden:

Keine Schmerzen	32 Patienten
Gelegentlich leichte Schmerzen	13 Patienten
Gelegentlich mässige Schmerzen	3 Patienten
Gelegentlich starke Schmerzen	0 Patienten
Dauerbeschwerden	2 Patienten
Total Patienten	50

Das im höheren Alter wohl wichtigste Therapieziel, die Befreiung von Beschwerden, lässt sich in 64% erzielen. Allerdings profitieren weitere 32% insofern von der Operation, als eine Verminderung der Beschwerden eingetreten ist. Dies entspricht gesamthaft einer recht günstigen Bilanz.

Subjektive Angaben bezüglich Kraft:

Die Greifkraft kann vom Patienten selbst subjektiv beurteilt werden, objektive Messungen sind nur in engen Grenzen möglich.

Kraft subjektiv:		
	normal	20 Patienten
	abgeschwächt	29 Patienten
	sehr schwach	1 Patient
	Total Patienten	50

Die Resultate bezüglich Kraft fallen gegenüber den schon erwähnten Parametern deutlich ab. Weniger als die Hälfte der Patienten (40%) empfinden postoperativ die Greifkraft als unwesentlich vermindert. Die Krafteinbussen, obgleich bei vielen täglichen Verrichtungen nicht sehr störend, wirken sich aus zum Beispiel beim Öffnen von Flaschen und Büchsen, beim Drehen von Schlüsseln, beim Auswringen von Lappen und beim Tragen von Pfannen mit Inhalt. Diese Befunde werden auch semi-objektiv nachgeprüft.

b) Objektive Befunde

Die *Kraftmessung* erfolgt auch (wie bei der Arthrodese im Kapitel Gassmann) mit dem Intrinsicmeter nach MANNERFELT. Damit lässt sich zumindest *eine* Funktion des Daumens messen: die Stabilität in palmarer Abduktion und Flexion (Spitzgriff). Weil die Gegenseite als Kontrolle nötig ist, wählten wir 13 Patienten mit relativ intaktem Gelenk auf der nichtoperierten Seite aus. Fortgeschrittene Fälle von PcP sind damit ausgeschlossen. Es handelt sich durchwegs um Patienten, bei denen die Operation mindestens 5 Jahre zurückliegt. Die Tabelle schliesst 3 Fälle mit *beidseitiger* Operation ein, womit nur der objektiv gemessene Wert zur Beurteilung kommt, nicht aber der Vergleich mit der Kontrollhand. Auf der Tabelle 1 sind die Messwerte aufgereiht. Das subjektive Empfinden lässt sich weitgehend durch diese uns zur Verfügung stehende semi-quantitative Messmethode bestätigen, wobei die absoluten Werte allerdings um 100% oder mehr von einem Fall zum andern variieren können. Der letzte Fall (die eine Seite mit der Resektionsarthroplastik, die andere Seite mit Silastik-Ersatzprothese) zeigt die mögliche günstige Krafterhaltung durch den Silastikplatzhalter im Vergleich zur Resektionsarthroplastik.

Verkürzung des Daumenstrahls: Die Ausmessung der Distanz zwischen dem Naviculare und der Basis des Metacarpale I hat ergeben, dass eine eindeutige Annäherung der

---

Abb. 1a und b. Resektionsarthroplastik. ▶

a Therapieresistente Rhizarthrose bei einer 58jährigen Patientin.

b 1 Jahr nach Resektionsarthroplastik (ohne Interponat). Es bleibt der Abstand zwischen Metacarpale I und Scaphoid unverändert. Keine Luxationstendenz. Nachteil: Die Adduktionsfehlstellung wird nicht behoben und damit bleibt auch die Überstreckung im MP-Gelenk bestehen.

Tab. 1. Messwerte nach MANNERFELT.

Bei der erst-angeführten Gruppe überwiegt die gemessene Pinchkraft (bis auf einen Fall) auf der nichtoperierten Seite. Die Krafteinbusse ist dabei sehr unterschiedlich. In der 2. Gruppe (beidseits operiert) imponiert sowohl das Ausmass der noch vorhandenen Kraft wie auch die geringe Seitendifferenz.

einseitig operierte Patienten	operierte Seite	nicht operierte Seite
	90 <	110
	100 <	170
	130 <	220
	140 <	150
	140 <	180
	200 <	210
	210 <	240
	190 >	170
beidseits operiert	operierte Seite	operierte Seite
	200 >	180
	120 ~	120
	160 >	100
	110 >	100
	110 < (Re-Arthroplastik)	210 (Silastik-Prothese)

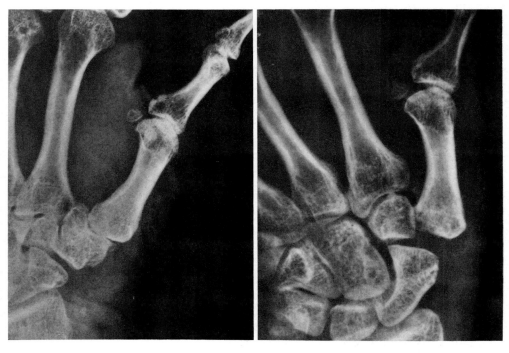

beiden Knochen erfolgt, ihr Abstand bleibt aber bei 3 mm im Durchschnitt. Vor allem scheint die Annäherung schon *wenige Monate* postoperativ abgeschlossen zu sein. Im Verlauf der Jahre hat sie in *keinem Fall* mehr zugenommen. In keinem Fall auch war eine Neo-Arthrose (Abb. 1) am Scaphoid zu beobachten. Klinisch fällt die Verkürzung in 45 Fällen weder dem Patienten noch dem Untersucher auf. Auf exakte Messungen mussten wir verzichten, da der direkten Messung eine zu grosse Fehlerbreite anhaftet.

Instabilität: Im allgemeinen finden wir auch unter Belastung (kräftige Muskelanspannung) keine Subluxationsstellung des Metacarpale I im Resektionsbett des Trapeziums. Entsteht eine Subluxationsstellung, dann tritt diese sowohl klinisch wie radiologisch klar zutage. Wir haben *einen* Fall beobachtet, trotz unveränderter Operationstechnik. Das Metacarpale I verschiebt sich, wie bei der Bennettschen Luxationsfraktur, deutlich nach proximal über den Sattel hinaus und kompensatorisch wird dabei das Daumengrundgelenk überstreckt.

Funktion: 5 Funktionen lassen sich leicht nachprüfen:

a) Flexion im DIP und MP, bei Abduktion im Sattelgelenk
b) Flexion im DIP, MP und im Sattelgelenk
c) Opposition zur Kuppe des 5. Fingers
d) Opposition zur Kuppe des 3. Fingers
e) Adduktion

Die Ergebnisse bei 50 Patienten sind Übererwarten befriedigend:

Funktion in allen Ebenen sehr gut	44
Oppositionseinbusse	3
Störungen in mehreren Ebenen	2
Adduktionsbehinderung	1
Total Patienten	50

44 Patienten zeigen eine einwandfreie Gesamtfunktion, d.h. bei allen fünf Teilfunktionen werden normale Bewegungsausschläge registriert. Entgegen den Erwartungen weist nur ein Patient eine ungenügende Adduktion auf, besteht doch schon präoperativ häufig eine Adduktionsfehlstellung, vor allem bei der fortgeschrittenen Form der Rhizarthrose. Dagegen finden sich drei Patienten mit unzulänglicher Opposition und nur zwei Patienten mit Funktionseinbussen in verschiedenen Ebenen.

4. Diskussion und Konklusionen

Die in der Literatur erwähnten Unzulänglichkeiten im Gefolge der Resektionsarthroplastik am Daumensattelgelenk lassen sich an unserem Krankengut zum Teil bestätigen:

— 48 von 50 Patienten bewerten das Operationsergebnis als zufriedenstellend
— nur 32 Patienten sind vollständig beschwerdefrei
— 20 Patienten schliesslich weisen subjektiv eine weitgehend normale Greifkraft auf
— bei 7 von 8 auswertbaren Fällen lässt sich auf der operierten Seite eine messbare Kraftverminderung nachweisen (siehe Tabelle).

Die postoperative Instabilität und die Verkürzung des Daumenstrahls dürfen in unserem Krankengut als zu vernachlässigende Restzustände betrachtet werden. Erreicht wird dagegen Schmerzfreiheit in einem sehr hohen Prozentsatz (64%), während eine als normal empfundene Greifkraft nur in 40% erzielt wird.

Die Resektionsarthroplastik ist deshalb ohne Einschränkung zu empfehlen, wenn die Befreiung von Schmerzen das vordringlichste Behandlungsziel darstellt. Steht darüber hinaus auch die Erhaltung eines kräftigen Griffes zur Diskussion, dann ist als Alternative die Arthrodese, die Caffinière-Gelenkprothese und – mit einiger Zurückhaltung – die Silastik-Platzhalter-Prothese sehr wohl zu erwägen. Bei älteren Patienten, bei welchen die Selbsthilfe im Vordergrund steht, ist die Resektionsarthroplastik häufig die Methode der Wahl. Zu empfehlen ist allerdings eine stabilisierende Sehneninterpositionsarthroplastik (siehe Kapitel NIGST) kombiniert mit der Kapselraffung und Kapselverstärkung. Bei Berufstätigen (inkl. Hausfrauen) geht die Erhaltung der Greifkraft vor, deshalb kann die Indikation zur Resektionsarthroplastik seltener gestellt werden.

Autologe Sehnen-Interpositionsarthroplastik am Sattelgelenk

H. NIGST

1. Zur Geschichte

Die Anwendung einer Sehnen-Interpositionsarthroplastik zur Behandlung der Daumen-Sattelgelenksarthrose hat noch relativ wenig Beachtung gefunden. Zur Diskussion stehen entweder die stabilisierenden Operationen – Intermetacarpalarthrodese oder Arthrodese des Sattelgelenkes in verschiedenen Ausführungen –, Operationen mit Erhaltung der Bewegung, in erster Linie die einfache Exstirpation des Trapeziums oder aber Alloarthroplastiken mit verschiedenen Modellen. Die Zwischenlösung, welche das zu erreichen bezweckt, was man auch mit der Alloplastik anstrebt, aber ohne alloplastisches Material zu verwenden, bzw. dessen Nachteile in Kauf nehmen zu müssen, nämlich die Interposition von autologem Material, um die Annäherung der Basis des Metacarpale I an das Scaphoid zu vermeiden, wurde, seitdem PATTERSON (1933) [5] Faszie interponiert hatte, vergessen. Erst FROIMSON (1970) [3] berichtete wieder über die neue Art der Interpositionsarthroplastik unter Verwendung eines Teiles der Sehne des M. flexor carpi radialis. Er gibt als Vater des Gedankens CARROL an [4]. Die erste von zwölf Operationen über welche er berichtet, wurde 1962 durchgeführt. Dieselbe Technik wurde, offensichtlich unabhängig von FROIMSON, von BUCK-GRAMCKO angewandt, dessen erster Patient auf diese Weise im Jahr 1965 operiert wurde. BUCK-GRAMCKO erwähnte diese Operationstechnik erstmals 1967 in einem Diskussionsbeitrag und konnte 1971 über die Ergebnisse bei 20 Patienten berichten (1972) [1, 2].

2. Zielsetzung und Indikationsbereich

Der autologen Sehnen-Interpositionsarthroplastik werden gegenüber der Arthrodese dieselben Vorteile wie der einfachen Exstirpation zugesprochen: kurze postoperative Ruhigstellung, Rückkehr schmerzfreier Beweglichkeit und normaler Bewegungsausmasse. Während aber nach der einfachen Exstirpation eine Verkürzung des Daumenstrahles mit radio-dorsaler Subluxation entstehen kann, welche zu einer gewissen Instabilität und Kraftverminderung Anlass geben, zudem mit der Zeit auch wieder Schmerzen infolge der Reibung inkongruenter Gelenkflächen gegeneinander verursachen kann, verhindert die Interposition eine solche Annäherung. Die Indikation zur Arthrodese erfährt zudem eine Einschränkung dann, wenn ausser dem Sattelgelenk auch noch das Gelenk zwischen Trapezium und Scaphoid arthrotische Veränderungen aufweist, somit Schmerzfreiheit durch die alleinige Arthrodese des Sattelgelenkes nicht erreicht werden kann. Die Exstirpation des Trapeziums – mit oder ohne Interposition – eignet sich hingegen auch für solche Fälle, hat somit eine breitere Indikation.

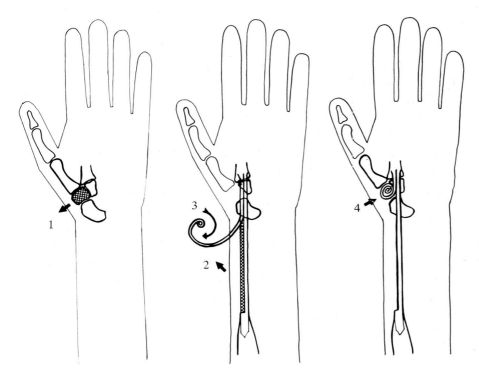

Abb. 1–4. Schematische Darstellung der autologen Sehneninterpositionsarthroplastik des Sattelgelenkes.
1 Exstirpation des Trapezium.
2 Spaltung der Sehne des M. flexor carpi radialis
3 Aufrollen der Sehne des M. flexor carpi radialis zu einer „Sardelle"
4 Versenken der „Sardelle" in den Hohlraum zwischen Metacarpale I und Scaphoid.

3. Operative Technik

Schritte

1. Exstirpation des Trapezium (Abb. 1a).
2. Abspaltung der Hälfte der Sehne des M. flexor carpi radialis (Abb. 1b).
3. Aufrollen der abgespaltenen Sehnenhälfte wie eine Sardelle („Sardellen-Plastik" nach FROIMSON) (Abb. 1b).
4. Versenken der „Sardelle" in den leer gewordenen Raum zwischen Metacarpale I und Scaphoid (Abb. 1c).

Inzision

Wir benützen einen bajonettförmigen Hautschnitt von dorsal über dem distalen Drittel des Metacarpale I, schräg über das Sattelgelenk palmarwärts und auf Höhe der Beugefalte des Handgelenkes beginnend proximalwärts längs oder leicht gewellt auf der Palmarseite des Unterarmes, entlang der Sehne des M. flexor carpi radialis. Die Weichteile über dem Trapezium werden dorsoradial inzidiert und der Schnitt auf die benachbarten Knochen – Basis des Metacarpale I und distaler Pol des Scaphoids – erweitert.

Auslösung des Trapeziums

Die Gelenke werden eröffnet und das Trapezium danach unter Sicht und unter Schonung der Sehnen des M. abductor pollicis longus radialseits und der in der Tiefe verlaufenden Sehne des M. flexor carpi radialis, ulnar- und palmarseits, scharf mit Knochenmesser und Raspatorium freipräpariert. Wenn das in seiner Form oft stark veränderte Trapezium schliesslich noch gegenüber dem Trapezoid ausgelöst werden muss, ist es von Vorteil, den Knochen fest zu packen und durch Zug und Hebelwirkung die Rückfläche dem durchtrennenden Skalpell besser entgegenzubringen. Wir haben dies früher mit einer Schraube zu erreichen versucht, benützen aber jetzt den „Zapfenzieher", der nichts anderes als ein mit einem T-förmigen Stiel versehener Gewindeschneider aus dem AO-Instrumentarium ist, der sich gut zum Halten und Ziehen eignet. Es gelingt in der Regel, das Trapezium in seiner Totalität zu exstirpieren. Eine Fragmentierung zwecks Exstirpation mussten wir nie vornehmen. Höchstens geschah es, dass noch der eine oder andere Osteophyt zurückgeblieben war und isoliert herauspräpariert werden musste. Man muss das Auslösen palmar und ulnar, wie schon früher erwähnt, knochennah machen, um nicht die Sehne des M. flexor carpi radialis zu verletzen.

Sehneninterposition

Der nächste Operationsschritt ist nun die Freilegung der Sehne des M. flexor carpi radialis. Sie wird mit dem Skalpell vom Übergang zum Muskel bis zum Ansatz halbiert. Die radiale Hälfte wird proximal durchtrennt und distal auf Höhe des Hohlraumes zwischen Scaphoid und Metacarpale I herausgezogen. Sie wird dann auf einer Klemme aufgewickelt wie eine Sardelle. Wir legen bei jeder Drehung eine Dexon-Naht an, um die Sehne gut zentriert zu halten, damit sie nicht bei der nächsten Drehung wieder hinunterrutscht. Schliesslich wird die „Sardelle" sorgfältig von der Klemme hinuntergeschoben und in die Lücke versenkt. Sie wird an der Kapsel ulnarseits, dann radial fixiert und so gelegt, dass sie einen guten Puffer bildet. Bei diesem Operationsschritt können Probleme auftauchen. Die Sehne des M. flexor carpi radialis ist von wechselnder Länge. Sie reicht u. U. nicht aus, um den Defekt aufzufüllen. Wir haben bei einem Patienten auf die Verwendung dieser Sehne verzichten müssen, weil sie im Sinne einer rheumatischen Tenosynovitis verändert war. Wenn sie zu kurz ist, kann man sie mit der Sehne des M. palmaris longus, die man vom gleichen Hautschnitt aus erreichen kann, verlängern. Der Palmaris longus wird dann mit einer U-Naht an die Sehne des Flexor carpi radialis gehängt und in gleicher Weise aufgerollt. Man kann auch anstelle des Flexor carpi radialis den Palmaris longus gestielt – oder frei – verwenden. Er muss dann aber sehr kräftig ausgebildet sein um auszureichen.

Wichtig ist der sichere Verschluss der aufgefüllten Lücke, wobei ein Teil der „Sardelle" als Kapsel verwendet werden kann.

Nachbehandlung

Nach dem Wundverschluss legen wir einen schützenden Gipsverband für zehn Tage an und beginnen dann sofort mit der Mobilisation.

4. Ergebnisse

Die Indikationen für die Interpositionsarthroplastik waren für FROIMSON bei 12 Patienten: primär chronische Polyarthritis 1, Korrektur einer Adduktionskontraktur 1, Status nach alter Bennett-Fraktur 1, Rhizarthrose 9. Im Krankengut von BUCK-GRAMCKO steht die Rhizarthrose mit 13 Patienten ebenfalls an erster Stelle, während die übrigen 7 Patienten posttraumatische Zustände aufwiesen. Von unseren 13 Patienten, bei welchen die Operation an 15 Händen durchgeführt wurde, hatten zehn eine Rhizarthrose, einer eine primär chronische Polyarthritis und zwei posttraumatische Arthrosen.

Beschwerden und Funktion

FROIMSON konnte mitteilen, dass die Ergebnisse hoch befriedigend ausfielen. Die von BUCK-GRAMCKO nachkontrollierten Patienten mit Rhizarthrose konnten ähnlich bewertet werden, wogegen bei den posttraumatischen Zuständen Beschwerdefreiheit nur bei zwei von sieben Patienten verzeichnet wurde. Die Bewegungen waren bei 13 von 20 Patienten in vollem Umfange möglich. Die Kraft war, verglichen mit der Gegenseite, bei 15 von 20 Patienten besser oder gleich. Unsere Resultate stimmen weitgehend damit überein: nur einer der 13 Patienten war mit dem Ergebnis nicht zufrieden, in erster Linie deshalb, weil er nicht die Kraft erreichte, die er erhofft hatte und weil noch Beschwerden bei stärkerer Belastung auftraten, wogegen die Beweglichkeit in vollem Umfang wiederhergestellt wurde. Bei den übrigen Patienten, welche mit dem Resultat zufrieden waren, war es zu einer eindeutigen Verbesserung des Zustandes gegenüber vor der Operation gekommen, obschon die Kraft nicht in allen Fällen für stärkere Anstrengungen ausreichend war. Die Beweglichkeit war bei drei Patienten leicht eingeschränkt. Subjektive Klagen bei stärkerer Anstrengung wurden bei drei Patienten registriert.

Radiologischer Befund

Radiologisch ist bei allen Patienten eine Diastase zwischen Basis des Metacarpale I und dem Scaphoid erhalten. Bei einigen davon war die Basis des Metacarpale I auf der ursprünglichen Höhe, angereiht an die Basis des Metacarpale II, geblieben (Abb. 2), bei der Mehrzahl war es zu einer Annäherung an das Scaphoid gekommen, deshalb vor allem, weil das Interponat schon primär nicht ganz das Volumen des Trapezium ersetzt hatte. Nie kam es aber zu einer Subluxation oder Berührung mit dem Scaphoid, wie dies bei der einfachen Exstirpation des Trapezium ohne Interposition vorkommen soll.

5. Schlussfolgerungen

Aufgrund unserer Erfahrung können wir die Sehnen-Interpositionsarthroplastik zur Behandlung der Rhizarthrose empfehlen, wobei es in der Regel damit gelingt, Beschwerdefreiheit und freie Beweglichkeit zu erreichen, und wo nicht die Wiedererlangung voller Kraft im Vordergrund steht. Wenn dies angestrebt wird, wie bei Schwerarbeitern, dann dürfte die Arthrodese des Sattelgelenkes den Vorzug verdienen, vorausgesetzt, die arthrotischen Veränderungen betreffen nicht auch noch das Gelenk zwischen Trapezium und Scaphoid.

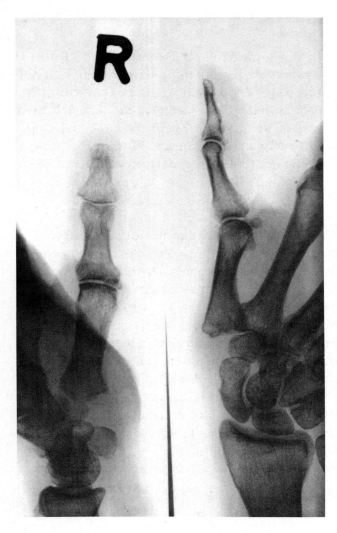

Abb. 2. Röntgenbild nach Exstirpation des Trapezium und Interposition der Sehne des M. flexor carpi radialis.

Der Abstand zwischen Metacarpale I und Scaphoid wird gehalten. Die Hyperextension im MP-Gelenk nur teilweise behoben.

Literaturverzeichnis

1 BUCK-GRAMCKO, D.: Diskussionsbeitrag auf dem handchirurgischen Symposium der Britischen, Deutschen, Französischen und Skandinavischen Handchirurgie-Gesellschaften, Wien, Mai 1967.
2 BUCK-GRAMCKO, D.: Operative Behandlung der Sattelgelenksarthrose des Daumens. Handchirurgie *4,* 105, 1972.
3 CARROLL, R.E.: zit. n. FROIMSON.
4 FROIMSON, A.J.: Tendon arthroplasty of the trapeziometacarpal joint. Clin. Orthop. *70,* 191, 1970.
5 PATTERSON, R.: Carpo-Metacarpal arthroplasty of the thumb. J. Bone and Joint Surg. *15,* 240, 1933.

Die Arthrodesetechnik des Trapezo-Metacarpalgelenkes mittels Zuggurtungsplatte

A. NARAKAS

1. Einleitung

Seit der Einführung der ligamentären Plastik durch LITTLER, der Sattelgelenksprothese nach KESSLER, der Ersatzplastik nach SWANSON, DE LA CAFFINIÈRE oder ALNOT, hat die trapezo-metacarpale Arthrodese einige ihrer früheren Indikationen verloren, inkl. im Bereich der posttraumatischen Zustände. Wenn nach einer Bennettfraktur (Abb. 1) oder nach einem erheblichen Distorsionstrauma (Abb. 2) eine operative Versteifung in Erwägung gezogen wird, so doch nur unter bestimmten Voraussetzungen:

a) Wenn die Arbeit des Patienten eine recht kräftige Hand erfordert.
b) Das Trapezo-Naviculargelenk darf keine pathologischen Veränderungen aufweisen.
c) Wenn arthrotische Veränderungen auch an allen übrigen Nachbargelenken fehlen (Trapezoid und Os capitatum).
d) Das MP-Gelenk des Daumens ist unversehrt. Wird nämlich ein vorgeschädigtes Gelenk durch Überbelastung infolge Sattelgelenksarthrodese zunehmend schmerzhaft, dann wird das anfänglich recht gute Resultat bald zunichte gemacht. Die Behandlungsmöglichkeiten sind danach sehr gering. Es muss beispielsweise die Versteifung rückgängig gemacht und an ihrer Stelle eine Endoprothese eingesetzt werden.
e) Die Patienten müssen über die Folgen voll informiert werden, beispielsweise über die noch verbleibende Beweglichkeit des Daumens von 15° in jeder der beiden Hauptebenen. Nachdem der Daumen in einer palmaren *Abduktion* feststeht, kann die

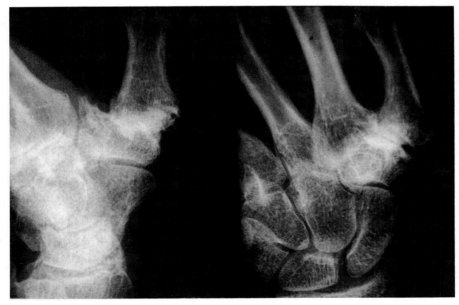

Abb. 1. Posttraumatische Arthrose nach Bennettfraktur.

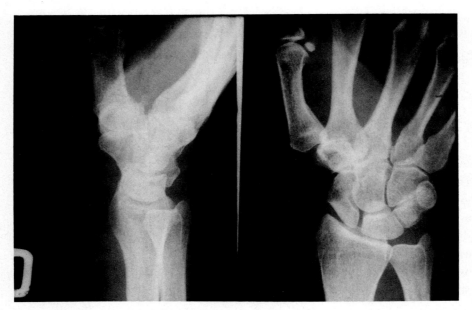

Abb. 2. Persistierende Subluxation mit Dauerbeschwerden nach schwerer trapezo-metacarpaler Distorsion.

„flache Hand" nicht mehr zwischen Gegenstände in enge Räume eingeschoben werden.

2. Operative Technik

Zugang: Dorso-radiale Inzision, leicht dorso-ulnar abbiegend auf Höhe des Handgelenkes (Alternativ-Technik: Dorso-ulnare Inzision, welche einen besseren Einblick ins Ge-

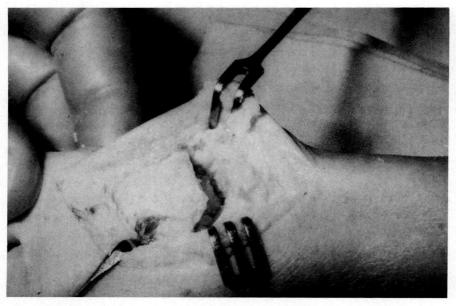

Abb. 3. Dachgiebelförmige Resektion der Gelenkflächen des Metacarpale I.

lenk geben kann, gleichzeitig aber die sensiblen Hautäste des Nervus radialis in stärkstem Masse gefährdet).

Nach Abschieben des kurzen Daumenstreckers und des langen Abduktors wird die Kapsel längsinzidiert und flügelförmig von den Gelenkkörpern abgelöst.

Vorbereitung der Gelenkflächen: Die streckseitige Apophyse des ersten Mittelhandknochens hat eine ausgeprägte Dreieckform, die über das Trapezium vorspringt, bogenförmig in der Weise, dass die korrespondierende Gelenkfläche des Trapezium als Gegenstück die konvexe *Sattelform* erhält. Diese anatomische Besonderheit kann bei der Arthrodese ausgenützt werden, indem die Resektion der Gelenkflächen seitlich schräg erfolgt, sowohl am Meta wie am gegenüberliegenden Trapezium. Auf diese Weise greifen die beiden Gelenkkörper kantig ineinander. Dies trägt zur Rotationsstabilität bei (Abb. 3). Bei der Bildung dieser beiden Resektionsflächen muss selbstverständlich die bei der Arthrodese übliche zusätzliche Drehstellung (exakte Opposition zwischen Daumen, Zeigefinger und Mittelfinger) berücksichtigt werden (Abb. 4). Damit kommt das Metacarpale I nahezu in die Sagittalebene des Metacarpale II zu liegen. Abgesehen von der sehr präzisen Resektionstechnik soll auch palmarseits die Kapsel soweit abgelöst werden, dass diese die Adaptation der Resektionsflächen nicht durch Faltenbildung behindert.

Osteosynthese: Die breite, streckseitige und beugeseitige Ausladung des Trapezium bietet Platz für eine L- oder T-Platte. Diese wird so plaziert, dass die beiden Schrauben im Trapezium in ganzer Länge verankert werden können. Der Platte selbst wird eine geringfügige Zusatzkrümmung gegeben, wodurch auch auf der Palmarseite eine gewisse Kompression beim Anziehen der Schrauben erfolgt. Ebenfalls sind – nach Verschrauben der Platte am Metacarpale I – die Schraubenlöcher im Trapezium exzentrisch zu bohren. Auch dies vermehrt die Kompression nach dem Prinzip der Schlitzlochplatten (Abb. 5, 6). Schliesslich aber handelt es sich hier um eine eindeutige Zuggurtungsplatte, welche ohnehin die hier beträchtlichen Biegekräfte in Kompressionskräfte auf Höhe der Arthrodese umwandelt sofort nach Wiederaufnahme einer Teil- oder Vollfunktion. Alle

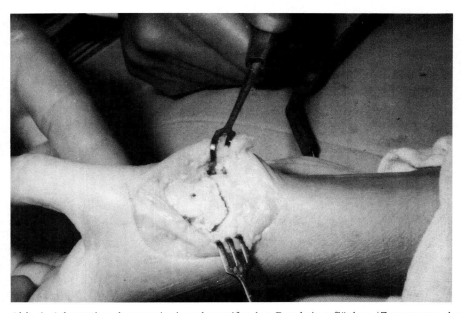

Abb. 4. Adaptation der nun ineinandergreifenden Resektionsflächen (Zugang von dorso-ulnar).

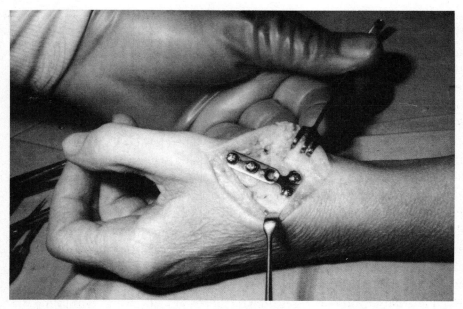

Abb. 5. Abgeschlossene Osteosynthese. Die Drehstellung des Daumens zielt auf guten Spitzgriff-Kontakt ab.

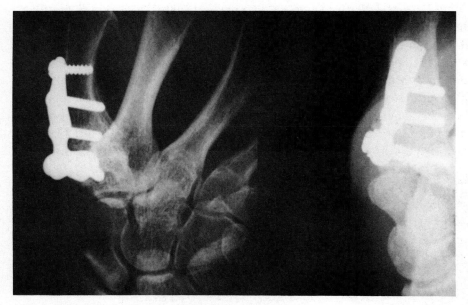

Abb. 6. Radiologische Heilung (L-Platte in situ)

diese Faktoren führen zur gewünschten, uneingeschränkten Funktionsstabilität. Spongiosaschrauben haben den Vorteil, auch in diesem spongiösen Knochen festen Halt zu finden. Bei exakter Längenmessung dringt das Schraubengewinde bis in die dünne, aber harte subchondrale Kortikalis der Gegenseite des Trapezium vor. Unter diesen Voraussetzungen gelingt es auch, mit zwei Kortikalisschrauben eine hervorragende Fixierung der Platte im relativ kleinen Trapezium zu bewerkstelligen. Gegebenenfalls können Spongiosabröckel zwischen die Resektionsflächen eingelegt werden, um die Kompression zu erhöhen. Die beiden Kapselflügel können über der Arthrodese dicht vernäht werden und sie bilden die Unterlage für die kurze und die lange Daumenstrecksehne.

Nachbehandlung: Es genügt ein voluminöser, schienender Verband bis zur Wundheilung oder aber man entschliesst sich zu einer Gipsschiene, die Handgelenk und Thenargegend während einer Woche ruhigstellt. Daumenendgelenk und Grundgelenk dürfen jedoch sofort bewegt werden zur Verminderung von Strecksehnenadhäsionen im Operationsgebiet.

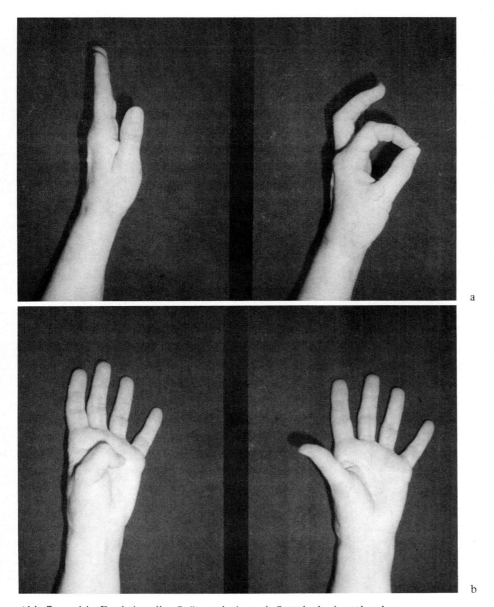

Abb. 7a und b. Funktionelles Spätergebnis nach Sattelgelenksarthrodese.

a Nützliche Kompensation des versteifen Gelenkes durch das trapezo-naviculare Gelenk. Spitzgriff ohne wesentliche Einschränkung erhalten.
b Uneingeschränkte Motilität aller übrigen Daumengelenke.

3. Schlussfolgerungen

Mit dieser Methode sind voraussehbare, durchwegs gute Resultate zu erzielen, sofern die Schwierigkeiten, beispielsweise die Schraubenverankerung bei Osteoporose oder durch Arthrose deformiertem Trapezium, gemeistert werden. Eine funktionelle Nachbehandlung und damit eine wesentlich verkürzte Morbidität muss sich aber auf die Kenntnis der Pathomechanik dieses Gelenkes und der Möglichkeiten der stabilen Osteosynthese stützen. Der Vorteil der Methode liegt vor allem in der kürzeren Morbidität und damit rascheren Wiederherstellung der Arbeitsfähigkeit gegenüber einer Adaptationsosteosynthese, wie sie beispielsweise der gekreuzte Kirschnerdraht darstellt. Das geeignete Implantat ist allerdings in jedem Fall dem Knochen anzupassen und nicht umgekehrt. Wird die Miniplatte nicht bogenförmig anmodelliert, dann erliegt sie früher oder später dem intermittierenden Beugestress und bricht. Das Implantat kann sowohl in situ bleiben, sofern es keine Störungen verursacht, oder aber es wird frühestens nach 6 Monaten entfernt. Interessant ist die Feststellung, dass die Beweglichkeit im Trapezo-Naviculargelenk unmittelbar postoperativ oder auch danach in der Regel noch zunimmt, so dass schliesslich das Metacarpale I einen sehr nützlichen Bewegungsumfang zurückerhält (Abb. 7).

Arthrodese des Sattelgelenkes: Technik der Draht-Zuggurtung

G. Segmüller

1. Mechanische Grundlagen

Die Drahtzuggurtungstechnik am Sattelgelenk stellt eine Alternative zur Plattenstabilisierung dar. Beide Techniken basieren auf dem Prinzip der Zuggurtung, d.h. die kräftigen Beuger am Daumen werden neutralisiert durch die streckseitig angreifende mechanische Stabilisierung. Bei exakter Adaptation der knöchernen Resektionsflächen ergibt sich durch Anspannung der Flexoren eine zusätzliche Kompression auf Höhe der Arthrodese.

Schon aus der Form der Gelenkfläche des Trapeziums sind zwei Hauptbewegungsrichtungen ersichtlich: nämlich diejenige der Extension/Flexion und diejenige der Abduktion-Adduktion (Abb. 1a—d). Bei allen übrigen Gelenk-Stellungen entsteht eine mehr oder weniger ausgeprägte Inkongruenz der Gelenkflächen. Die stärkste Krafteinwirkung erfolgt durch die Beuger, gefolgt vom Adduktor. Entsprechend dem weniger günstigen Hebelarm und der anatomischen Beschaffenheit der Strecker ist die Extension schwächer und schliesslich folgt zuletzt die Abduktion. Ziel der Zuggurtungsarthrodese ist die funktionelle Stabilität. Diese wird erzielt durch die Neutralisierung der einwirkenden Hauptkräfte (Abb. 2a—c). So hebt die streckseitig, oberflächlich liegende Drahtschlaufe die dehiszierende Wirkung der Beuger auf. Anderseits sind die möglichst parallel eingebrachten Kirschnerdrähte gegen die Ab/Adduktionskräfte gerichtet, wie auch gegen Rotationskomponenten. Diese kombinierte Stabilisierung führt zu ausreichender mechanischer Ruhe auf Höhe der Arthrodese, trotz postoperativ erlaubter funktioneller Beanspruchung. Damit fällt die Notwendigkeit einer zusätzlichen Gipsfixation in der postoperativen Phase weg.

2. Operative Technik

Das Sattelgelenk ist übersichtlich freizulegen, darüber hinaus aber ist Einblick auch in das Trapezo-Naviculargelenk notwendig. Zu diesem Zweck eignet sich eine grosszügige bogenförmige Inzision, vorerst ulnarseits des Metacarpale I nach proximal bis zur Mitte des Trapeziums, hier biegt sie nach volar um. In der Tabatière erfolgt die Darstellung des Kapselbandapparates zwischen dem Extensor pollicis longus und der Gruppe des kurzen Streckers und des Abduktors. Der Kapselbandapparat wird kreuzförmig inzidiert von der Basis des Metacarpale I bis zum Naviculare. Kreuzförmig werden nun vier Lappen aufgeklappt zur vollständigen Darstellung der dorso-radialen Oberfläche des Trapeziums. Der Ramus dorsalis der Arteria radialis kann ligiert werden, oder aber er lässt sich unter Sicht nach proximal abschieben. Der Ansatz des langen Abduktors an der Basis des Metacarpale wird samt dem Kapselapparat eingekerbt, damit das Sattelgelenk vollständig eingesehen werden kann. Es folgt nun die sparsame Resektion der Gelenkflächen, wobei die vermehrte Rotation des Daumens einkalkuliert wird, ebenso wie eine

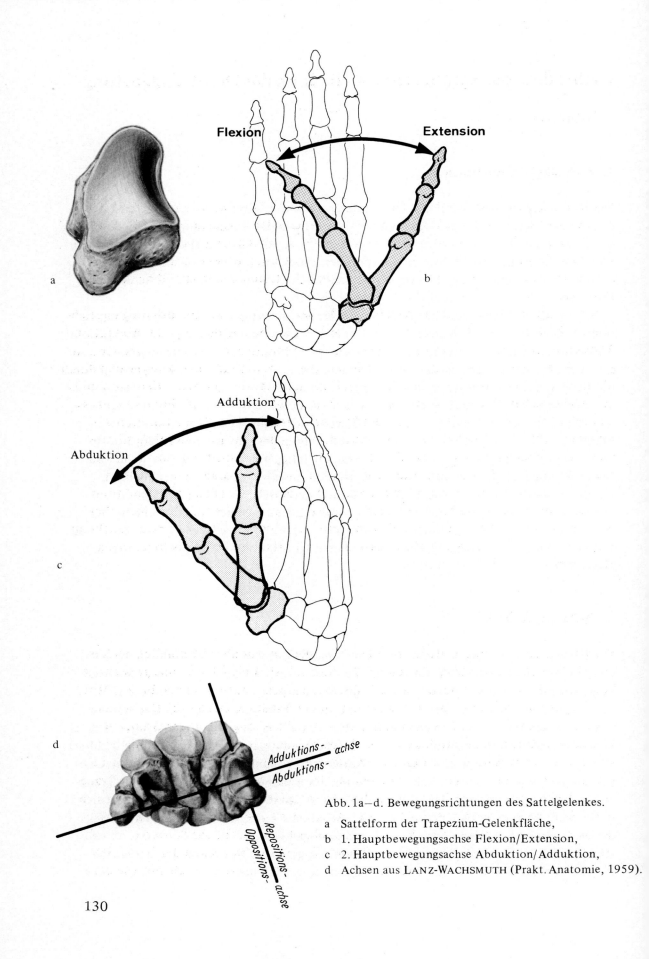

Abb. 1a–d. Bewegungsrichtungen des Sattelgelenkes.

a Sattelform der Trapezium-Gelenkfläche,
b 1. Hauptbewegungsachse Flexion/Extension,
c 2. Hauptbewegungsachse Abduktion/Adduktion,
d Achsen aus LANZ-WACHSMUTH (Prakt. Anatomie, 1959).

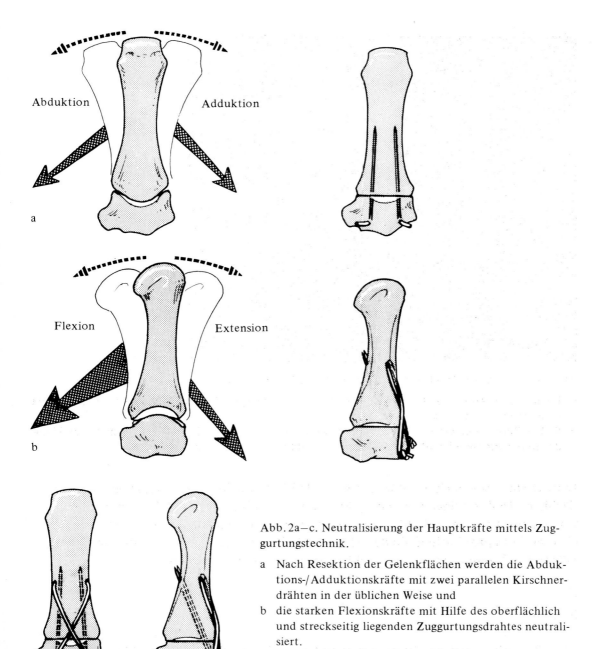

Abb. 2a–c. Neutralisierung der Hauptkräfte mittels Zuggurtungstechnik.

a Nach Resektion der Gelenkflächen werden die Abduktions-/Adduktionskräfte mit zwei parallelen Kirschnerdrähten in der üblichen Weise und

b die starken Flexionskräfte mit Hilfe des oberflächlich und streckseitig liegenden Zuggurtungsdrahtes neutralisiert.

c Die funktionsstabile Osteosynthese ap und seitlich.

ausreichende Extension des Daumens. In der frontalen Ebene des Metacarpale I, 1,5 cm distal der Resektionsfläche, wird nun mit dem 2 mm Bohrer ein Bohrloch angelegt (Abb. 3a und b). Ein 0,5–0,6 mm messender Cerclagedraht wird provisorisch eingelegt. Es folgt die Plazierung der beiden parallelen Kirschnerdrähte von proximal nach distal. Sie werden an der proximalen Begrenzung des Trapeziums, am Ansatz der Kapsel des Trapezo-Naviculargelenkes nach distal-volar mit derjenigen Neigung eingeführt, dass sie die Metaphyse des Metacarpale durchqueren und erst am Übergang zur Diaphyse auf die volarseitige Kompakta auftreffen. Damit sind die Kirschnerdrähte sowohl an der

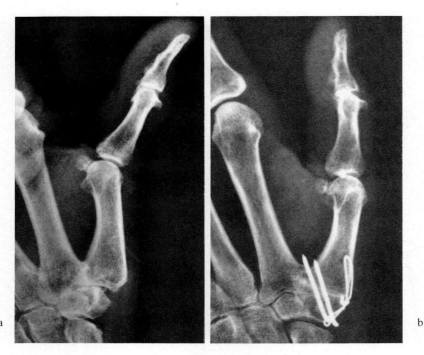

Abb. 3a und b. Arthrodese bei idiopathischer Rhizarthrose.

a Präoperativer Zustand mit typischer Adduktionsfehlstellung (fixiert) und kompensatorischer Hyperextension im MP-Gelenk.

b Stabile Zuggurtungsosteosynthese nach sparsamer Resektion der Gelenkflächen (siehe Rückbildung der Hyperextension im MP-Gelenk, sobald die Adduktionsfehlstellung behoben ist).

Eintrittsstelle wie auch distal im Metacarpale I in fester Kompakta verankert. Die oberflächliche Drahtschlinge wird nun gekreuzt über den Resektionsflächen um die knapp vorstehenden Kirschnerdrähte herumgelegt und kräftig angespannt und gequirlt. Darüber wird das proximale Ende der Kirschnerdrähte leicht gebogen. Der türflügelförmig präparierte Kapselbandapparat wird lückenlos wieder verschlossen.

3. Klinik

Diese Technik eignet sich besonders auch für weniger einfach gelagerte Fälle, wie alte Luxationen am Sattelgelenk (Abb. 4a und b), oder nach vorangegangenen erfolglosen operativen Eingriffen. Besonders beim letzten Fall ist die Zwischenlagerung eines kräftigen kortiko-spongiösen Spanes notwendig. Hier ist die Stabilisierung mit Hilfe der Drahtzuggurtungstechnik ausserordentlich effizient. Postoperativ erfolgt die Gipsruhigstellung lediglich bis zur Wundheilung (14 Tage), danach wird die funktionelle Belastung nicht nur erlaubt, sondern in zumindest reduzierter Form gefordert. Bei sorgfältiger Technik und Kenntnis der mechanischen Kräftekonstellation sind die Ergebnisse gut, vor allem aber ist die Morbidität sehr kurz. Die Wiederaufnahme der Arbeit ist in den meisten Fällen 4 Wochen nach der Operation möglich. In unserem Material führten technische Fehler zweimal zu unbefriedigenden Ergebnissen, bei allen anderen Fällen erfolgte der primäre knöcherne Durchbau ohne Verzögerung (Tab. 1).

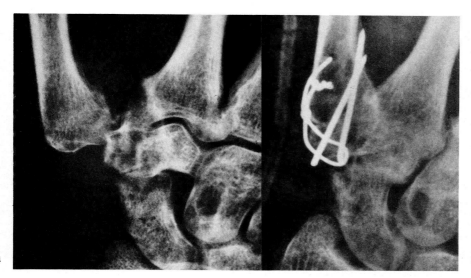

Abb. 4a und b. Zuggurtungsarthrodese bei veralteter MP-Gelenkluxation.

a Präoperativ: 4 Jahre alte, nicht reponierbare Luxation mit beginnender Arthrose.
b Auch bei diesen Fällen bewährt sich die Zuggurtungstechnik (mit oder ohne Spanzwischenlagerung).

Tab. 1. Zuggurtungsarthrodese, n = 16, Rhizarthrosen.

Konsolidation		
	Primärer knöcherner Durchbau	14
	Knöcherne Heilung nach Zweiteingriff	1
	Fibröse Heilung (Pseudarthrose)	1
	Total	16

Funktionsergebnis nach Rhizarthroseoperationen:
a) Resektionsarthroplastik
b) Sattelgelenksarthrodese

N. GASSMANN, G. SEGMÜLLER

Die Resektionsarthroplastik hat sich vor allem bei älteren Patienten mit therapieresistenter Rhizarthrose seit Jahren bewährt (Abb. 1), obwohl über Spätresultate im Schrifttum noch wenig zu erfahren ist. Dies gilt vornehmlich in bezug auf Beschwerden und Funktion, weniger vielleicht bezüglich Kraft und Behebung einer seit Jahren bestehenden Adduktionsfehlstellung des Metacarpale I und der daraus resultierenden, funktionell störenden Hyperextension im MP-Gelenk des Daumens.

1. Fragestellung

Sind auch bei manuell Arbeitenden ähnlich befriedigende, funktionelle Ergebnisse zu erwarten im Gefolge der Resektionsarthroplastik wie etwa beim älteren Patienten

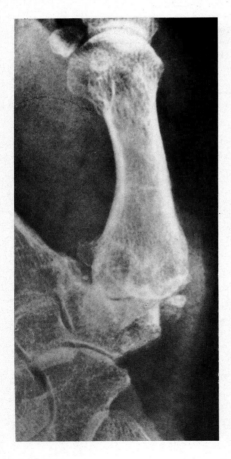

Abb. 1. *Schmerzhafte, therapieresistente Rhizarthrose.* Mässige Beteiligung auch der benachbarten Gelenke.

(Abb. 2), oder ist unter Umständen die Sattelgelenksarthrodese in anatomisch korrekter Stellung vorzuziehen? Ist die Stabilität (Arthrodese) (Abb. 3) in diesem Gelenk höher einzustufen als Beweglichkeit bei verminderter Stabilität (Arthroplastik)?

2. Untersuchungsergebnisse

Wir haben 20 Patienten nach operativer Therapie der Rhizarthrose nachkontrolliert, und zwar liegt die Operation 2 Monate bis 3 Jahre zurück. Gemessen wurde in erster Linie die Pinchkraft (zwischen Daumen und Zeigefinger) (Abb. 4). Als Kontrolle dient die gesunde Gegenhand. Fälle mit erheblicher Arthrose auf der Gegenseite wurden selbstverständlich ausgeschlossen. 2 Kollektive stehen zur Verfügung. Bei 10 Patienten wurde das Sattelgelenk operativ versteift, mit oder ohne Spanzwischenschaltung, und bei weiteren

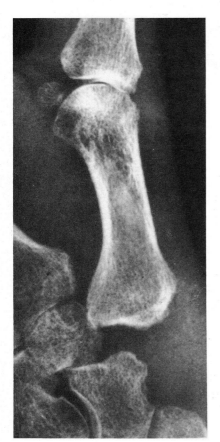

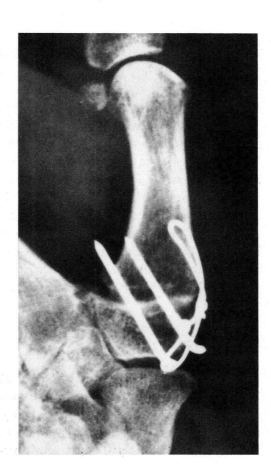

Abb. 2. *Zustand nach Resektionsarthroplastik.*
  Geringfügige Verkürzung des Daumens, der Raum im Bereich des resezierten Trapeziums ist nicht vollständig verschwunden. Leichte Instabilität und vor allem aber völlig ungenügende Korrektur der Adduktionsfehlstellung des Metacarpale I und der sekundären Hyperextension im MP-Gelenk des Daumens.

Abb. 3. *Knöcherner Durchbau nach Zuggurtungsarthrodese.*
  Mittels Zuggurtungsarthrodese kann von Anfang an genügend Stabilität erreicht werden, um eine volle funktionelle Nachbehandlung nach Abschluss der Wundheilung in die Wege zu leiten. Völlige Korrektur der Fehlstellung.

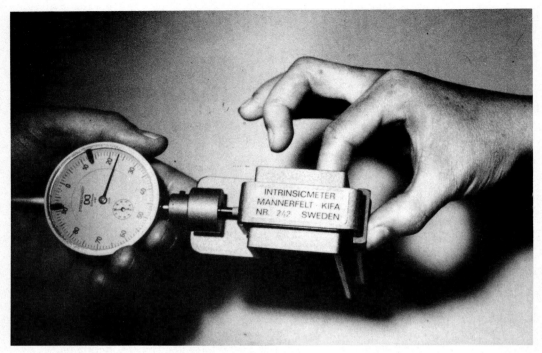

Abb. 4. *Intrinsicmeter nach MANNERFELT.*
Zur einfachsten „semiobjektiven" Erfassung der Spitzgriff-Kraftwerte kann dieses Gerät benützt werden.

10 Patienten wurde die herkömmliche Resektionsarthroplastik durchgeführt. Die beiden Kollektive sind hinsichtlich Vorzustand, Alter und Beschäftigungsart nicht vollständig, jedoch annähernd vergleichbar. Voraussetzung ist eine fehlende oder beschwerdefreie Rhizarthrose auf der als Kontrolle dienenden Gegenhand.

Die Messergebnisse beider Kollektive sind im Diagramm so aufgezeichnet, dass bei gleicher Pinchkraft an der operierten wie an der nichtoperierten Hand die Werte auf die Mittellinie zu liegen kommen. Jeder Wert unterhalb dieser Diagonalen bedeutet einen höheren Messwert der Kontrollhand und Werte oberhalb dieser Linie bedeuten höhere Kraft beim Spitzgriff an der operierten Hand.

Bei den aufgezeichneten 20 Fällen wird es deutlich, dass die höchsten Werte nach *Arthrodese,* die niedrigsten jedoch nach *Arthroplastik* ermittelt wurden. Darüber hinaus liegen alle Werte nach *Resektionsarthroplastik* unter den Werten der gesunden Kontrollhand, während nach *Arthrodese* einzelne Werte sich sowohl im Bereich der Medianen wie (in 2 Fällen) sogar darüber befinden.

3. Diskussion

Wie schwer es auch hält vergleichbare Fälle zu finden, so scheint sich doch der klinische Eindruck zu bestätigen, dass der Kraftverlust sowohl nach der Sattelgelenksarthroplastik wie auch nach der operativen Versteifung des Sattelgelenkes nicht sehr stark ins Gewicht fällt. Wird aber nebst der Beschwerdefreiheit vor allem auch ein kräftiger Faustschluss und ein stabiler Spitzgriff angestrebt, dann ist die Arthrodese vorzuziehen. Der Wegfall

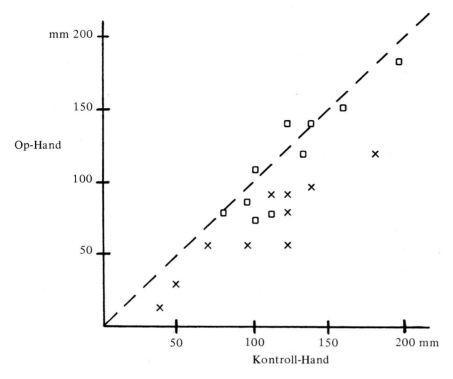

Abb. 5. *Diagramm der Messwerte.*
Je 10 Fälle nach Resektionsarthroplastik und 10 Fälle nach Arthrodese sind aufgezeichnet. Die Kraftwerte der gesunden Hand (Horizontale) werden verglichen mit derjenigen der operierten Hand (Senkrechte). Messwerte auf der Diagonalen bedeuten seitengleiche Kraft, Werte darunter dagegen erhöhte Kraft der gesunden Kontrollhand und Werte darüber höhere Messwerte an der operativ behandelten Hand. mm = Messeinheiten Intrinsicmeter.
Symbole: □ = Arthrodese
 x = Resektionsarthroplastik

der Motilität wird funktionell ausreichend wettgemacht durch den etwas zunehmenden Bewegungsumfang im Trapezo-Navicular-Gelenk und durch die vollständige Korrektur der Adduktionsfehlstellung des Metacarpale I sowie die Behebung der sekundären Hyperextension im MP-Gelenk des Daumens. Wir werden deshalb — vor allem bei manuell Arbeitenden — weiterhin die Arthrodese des Sattelgelenkes vorziehen, sofern nicht der stabile Gelenkersatz, beispielsweise mittels Caffinière-Prothese, wünschbar ist.

Prothetische Behandlung der Rhizarthrose

C. SIMONETTA

1. Einleitung

Sowohl bei der fortgeschrittenen, idiopathischen Arthrose des Sattelgelenkes wie bei der posttraumatischen schmerzhaften Arthrose dieses Gelenkes galt wohl die Arthrodese lange Zeit als Therapie der Wahl. Heute spricht dagegen vieles für den prothetischen Ersatz des Trapeziums. Die Weiterentwicklung deutet auf eine eigentliche Totalprothese des Trapezometacarpalgelenkes hin.

Die Gründe sind vielfältig:

— Funktionelle Aufwertung des Sattelgelenkes für jegliche Greifform der Hand.
— Entsprechend der geringen funktionellen Bedeutung des MP-Gelenkes am Daumen und den nur unbedeutenden operativ-technischen Schwierigkeiten wird an diesem Gelenk die Indikation zur Arthrodese frühzeitig und relativ häufig gestellt.
— Im Gefolge der Arthrodese am Sattelgelenk könnte der Arthrose zwischen Trapezium und Scaphoid Vorschub geleistet werden. Die Beschwerden würden dabei nur um eine Etage verlagert. In der Tat nimmt die mechanische Belastung der der Arthrodese vorgeschalteten Gelenke merklich zu.
— Die Ersatzprothese des Trapezium nach Swanson darf als sehr gelungene Neuerung gelten sowohl in bezug auf die Materialverträglichkeit wie die biomechanische Idee. Dabei werden die Schmerzen ausgeschaltet ohne auf die hier absolut notwendige Stabilität des Gelenkes zu verzichten. Die Beweglichkeit bleibt ebenfalls in nützlichem Rahmen erhalten — Ziele, die früher weder mittels Arthrodese noch durch die Resektionsarthroplastik zu verwirklichen waren.

2. Technische Daten der Silastikprothese nach Swanson

Besser würde man von „Platzhalter" nach Resektion des Trapeziums sprechen. Form und Verankerung der Trapeziumersatzprothese bringen jedoch mehr Vorteile als ein einfacher Platzhalter [1, 2].

— Form: zylindrische Form verschiedener Kaliber in der Grössenordnung des Os trapezium mit konkaver proximaler Abschlussplatte, kongruent mit der artikulären Oberfläche des Os scaphoideum. Die zylindrische Form gewährt grösstmögliche Bewegungsfreiheit in allen Ebenen: Extension/Flexion — Abduktion/Adduktion und Rotation (Abb. 1).
— Material: Silastik nach der von Swanson während Jahren geprüften und schliesslich gewählten Zusammensetzung, gewebefreundlich, flexibel, mit ausserordentlich hoher Bruchfestigkeit.
— Verankerung: das distale Ende des Zylinders geht über in einen dreikantigen, spitz

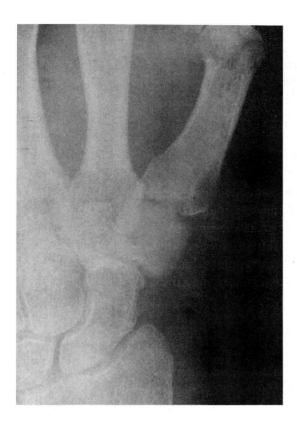

Abb. 1. Der Silastik-Platzhalter nach Resektion des os trapezium erscheint hier exakt zentriert im Metacarpale I und die Abstützung der konkaven Abschlussplatte auf dem Scaphoid weist eine breite Kontaktzone auf.

zulaufenden Schaft, am Ansatz scharf abgesetzt, so dass eine ausreichende Abstützfläche des Zylinders auf der Resektionsfläche des Metacarpale zur Verfügung steht. Der Dreikant-Querschnitt dient der rotationsstabilen Verankerung im Markraum des Metacarpale I. Auf jegliche Einzementierung wird verzichtet.

3. Operationstechnik

Der Zugang zum Trapezium, dem Sattelgelenk und eventuell zum trapezo-scaphoidalen Gelenk bietet streckseitig keine Schwierigkeiten. Es sind dabei aber anatomische Gegebenheiten peinlich genau zu beachten:

— Zugang zwischen dem kurzen Daumenstrecker und dem langen Abduktor.
— Beide dorsal liegenden sensiblen Nervenäste zur Daumenstreckseite sind darzustellen und zu schonen.
— Die an dieser Stelle nahezu querverlaufende Art. radialis kann ebenfalls intakt bleiben.
— Längsinzision der Gelenkkapsel, welche türflügelartig aufgeklappt wird zur Exposition des Trapezium.
— Die schrittweise Entfernung des Trapezium ist der in toto-Exzision vorzuziehen. Es lässt sich dabei die Sehne des Flexor carpi radialis, welche volarseitig in einer knöchernen Rinne des Os trapezium verläuft, eher schonen.
— Perforation der Gelenkfläche des Metacarpale I mit dem Bohrer, Herstellung einer

Dreikant-Pforte zum Markraum, feine Ausarbeitung des dreikantigen Prothesenlagers mit dem Air-drill.
— Ein etwa 5 cm langer Sehnenstreifen wird radialseits aus der Sehne des Flexor carpi radialis gebildet, distal gestielt und um die Basis des Metacarpale I herumgeführt auf der ulnaren Seite nach dorsal.
— Beurteilung des Raumes zur Aufnahme der zylindrischen Prothese in bezug auf Weite, danach Einsetzen der „Probeprothese" und schliesslich Einführen der Dauerprothese. Diese wird auf die Basis des Metacarpale I fest angepresst, nicht einzementiert.
— Der Kapselverschluss berücksichtigt die durch langdauernde Fehlstellung und Kontraktur bedingten anatomischen Verhältnisse und wird sorgfältig und straff, eventuell unter Doppelung der Kapsel durchgeführt. Der gestielte Sehnenstreifen wird in den Abductor longus nahe seiner Insertionsstelle eingeflochten. Diese Kapselverstärkung mag der in radio-dorsaler Richtung tendierenden Luxation der Prothese entgegenwirken.
— Gipsruhigstellung des Handgelenkes und des Daumens in voller Oppositionsstellung (palmare Abduktion).

4. Komplikationen

Die Luxation ist die häufigste Komplikation. Sie erfolgt frühzeitig, nämlich in den ersten Wochen nach Gipsabnahme. Ihre bekanntesten Ursachen sind die folgenden (Abb. 2):

— *Übermässige Lockerung des Kapselbandapparates:* Um diese wettzumachen genügt meist

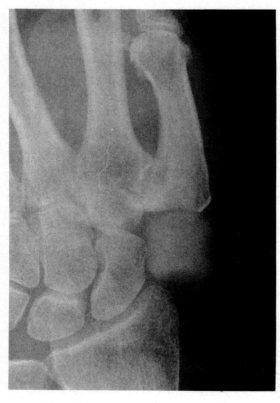

Abb. 2. Luxation des Silastik-Zylinders nach radial-dorsal. Es fällt die sehr schmale Schulter des Scaphoids auf, die zur Abstützung des Silastikkörpers wohl nicht ausreicht.

die systematisch durchgeführte Verstärkung mit dem dorso-radial eingenähten Sehnenstreifen aus dem Flexor carpi radialis.
- *Ungenügende Korrektur der irreversiblen Adduktionsfehlstellung* des Daumens bei der Rhizarthrose. Hier kann häufig nur die partielle Desinsertion des Musculus adductor am Metacarpale III Abhilfe schaffen. Auch die schlecht zu korrigierende Hyperextension im Grundgelenk des Daumens ist durch eine temporäre Kirschnerdraht-Arthrodese des MP-Gelenkes zu korrigieren vor Anlegung des Abduktionsgipsverbandes. Wird die Hyperextension im MP-Gelenk übersehen, so wirkt die Gipsschiene lediglich im Sinne der weiteren Überstreckung im MP-Gelenk, nicht aber im Sinne der gewünschten palmaren Abduktionsstellung des Daumens.
- *Inadäquater Durchmesser* des Silastikzylinders. Der Zylinder soll den durch Exstirpation des Trapezium entstandenen Raum ausfüllen, ohne jedoch erhebliche Spannung des Kapselbandapparates zu verursachen.
- *Anatomische Besonderheiten:* die distale Gelenkfläche des Scaphoids, die dem Trapezium zugewandt ist, kann allzu kleine Ausmasse oder aber eine wesentlich verstärkte Inklination (Abb. 2) nach radial aufweisen. Beide Faktoren begünstigen die Luxation des Silastik-Körpers. Partielle Resektion des benachbarten Trapezoid kann eine wesentliche Vergrösserung dieser Abstützfläche bewerkstelligen. Steht die radiale Abschüssigkeit der Gelenkfläche dagegen im Vordergrund, dann hilft meist nur die mehrwöchige Gipsruhigstellung des weitgehend in die Hohlhand eingeschlagenen Daumens (palmare Abduktion). Diese ist aber nur sinnvoll, wenn operativ-technisch die exakte Kapselrekonstruktion mit Kapselverstärkung mit der nötigen Sorgfalt erfolgte. Eine weiter bei uns beobachtete Komplikation ist die schmerzhafte, entzündliche Weichteilschwellung im Operationsgebiet, und zwar in den ersten Wochen bis eventuell Monaten nach dem Eingriff. Indessen sind die entzündlichen Erscheinungen immer spontan abgeklungen und haben nie zur Entfernung der Prothese Anlass gegeben.

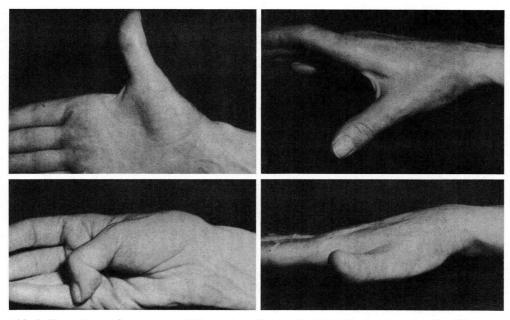

Abb. 3. Funktionsaufnahmen nach Trapezium-Ersatz: Perfekte Bewegungen in allen Ebenen.

5. Resultate

Die Nachkontrollen, ein Jahr und mehr nach dem Eingriff, haben einen günstigen Verlauf gezeigt sowohl in bezug auf die Stabilität, die Beweglichkeit, wie auch auf die dauernde Schmerzfreiheit. Mit Ausnahme von *drei Luxationsfällen* waren alle Resultate gut (Abb. 3). Eine bemerkenswerte Beobachtung: Bei einer Patientin trat nach *Sattelgelenksarthrodese* auf der einen Seite eine zunehmend schmerzhafte Arthrose zwischen Scaphoid und Trapezium auf, während auf der Gegenseite das Trapezium durch eine Silastikprothese ersetzt werden konnte. Auf dieser Seite scheint sowohl die Stabilität wie auch die vollständige Beschwerdefreiheit von Dauer zu sein.

Keiner unserer Patienten, die in der ersten Phase einer Versuchsreihe operiert wurden, verrichtete ausgesprochen manuelle Arbeit. Wir können deshalb über den Wert dieser Behandlung bei manuell Arbeitenden, d.h. bei andauernd starker Belastung der Hand, keine Erfahrungen mitteilen.

6. Weitere Techniken

Die *Total-Prothese* des Trapezometacarpalgelenkes von J. DUPARC und J. DE LA CAFFINIERE zielt ab auf eine volle Stabilität des Gelenkes und vollständige Befreiung von Beschwerden bei allen Exkursionen dieses [3] Gelenkes, ohne gleichzeitige Entfernung des Trapezium. Nur die Basis des Metacarpale I wird reseziert im Ausmass von 4–5 mm. Die Vorbereitung der Nische im Trapezium und im Markraum des Metacarpale I zur Aufnahme der Gelenkpfanne einerseits und des Prothesenschaftes andererseits erfordern grösste Präzision. Beide separat eingebrachten Prothesenteile werden einzementiert. Bei der Anwendung von Knochenzement in kleinen Skelettanteilen besteht die Gefahr der Hitzenekrose. Obwohl die Erfahrung mit dieser *Total-Prothese* noch ungenügend ist, so wissen wir doch heute schon, dass sowohl Stabilität wie Beweglichkeit ausgezeichnet sind, und dass gerade diese Prothese sich für erhöhte Beanspruchung bei manuell Arbeitenden eignen könnte.

Unsere Erfahrungen mit der Prothese nach I. KESSLER [4] beschränkt sich auf wenige Fälle mit nur mittelmässigen Resultaten sowohl hinsichtlich Schmerzfreiheit wie Funktion. Nicht nur scheint uns die Gewebeverträglichkeit dieses Materials schlechter zu sein, sondern wir konnten auch erhebliche ossäre Resorptionszonen an den Kontaktflächen zwischen Prothese und Knochen nachweisen.

7. Weitere Entwicklungen

Die wenigen Luxationsfälle des Trapeziums stellen uns vor recht schwierige therapeutische Probleme. Weder die operative Reposition der nämlichen Prothese noch der Wechsel auf eine identische Prothese anderer Grössenordnung hat bessere Erfolgschancen als die erste Prothese. Andererseits ist auch die Arthrodese nach Entfernung der Trapezium-Prothese technisch nicht mehr realisierbar und die einfache Resektionsarthroplastik hat eine nicht tolerierbare Instabilität des Metacarpale I zur Folge. Einen Ausweg sahen wir in der Applikation der üblicherweise an den PIP- und MP-Gelenken verwendeten Dop-

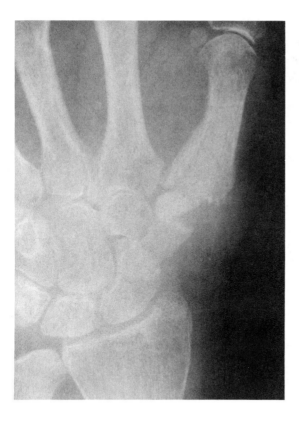

Abb. 4. MP-Gelenk-Silastikprothese benützt als Trapeziumersatz. Deutlich erkennbar ist die auffallende Inklination der distalen Gelenkebene des Scaphoids, die sich zur Abstützung einer Trapezium-Prothese nicht eignet.

pelschaft-Swanson-Prothesen. Auf der einen Seite wird der Schaft der Silastik-Scharnierprothese belassen, auf der andern Seite wird dieser verkürzt und konisch zugeschnitten auf etwa 10 mm Länge. Es wird dabei die Grösse 8 oder 9 verwendet. Eine zylindrische Bohrung von etwas grösserem Kaliber und 8 mm Tiefe wird am Scaphoid angebracht. Das Aufnahmelager im Metacarpale I bleibt unverändert. Die Oppositionsstellung des Daumens wird berücksichtigt durch die korrekte Plazierung der Ebene des Beugescharniers der Plastikprothese. Unsere damit erzielten Erfolge ermuntern zur Ausweitung der Indikationsstellung für diese Technik in allen Fällen, welche anlässlich der Operation eine eindeutig zu kleine Gelenkfläche des Scaphoids oder eine Inklination derselben nach radial aufweisen, welche keinen günstigen Sitz der Trapezium-Ersatzprothese garantiert (Abb. 4).

Zusammenfassung

Der prothetische Trapezium-Ersatz mittels eines Silastik-Platzhalters oder mittels zweiteiliger Total-Prothese nach DUPARC-CAFFINIERE wird einen wichtigen Platz einnehmen bei der Behandlung der trapezo-metacarpalen Arthrose. Über die Erfolge der Swanson-Technik kann bereits referiert werden. Auf die ungelösten Probleme, namentlich die Luxationstendenz, und ihre Behandlung wird hingewiesen.

Literaturverzeichnis

1 SWANSON, A. B.: Disabling arthritis at the base of the thumb. Treatment by resection of the trapezium and flexible (silicone) implant arthroplasty. J. Bone Jt. Surg. *54-A,* 456, 1972.
2 SWANSON, A. B.: Flexible implant resection arthroplasty in the hand and extremities. C. V. Mosby, Saint Louis 1973.
3 LA CAFFINIERE, J. Y. DE: Prothèse totale trapézo-métacarpienne. Rev. Chir. Orthop. *59,* 299, 1973.
4 KESSLER, I.: Silicone arthroplasty of the trapezio-metacarpal joint. J. Bone Jt. Surg. *55,* 285, 1973.

6. Teil
Tumoren

Tumoren der Metacarpalia

H. NIGST

1. Vorkommen

An der Hand mit ihren kurzen Knochen, den Carpalia, und den Röhrenknochen der Mittelhand und der Finger, können theoretisch alle Knochentumoren angetroffen werden, die auch anderswo vorkommen. In der Praxis aber findet sich nur eine beschränkte Auswahl davon in relativ geringer Zahl. Noch weniger sind es, wenn man sich auf die Lokalisation in den Metacarpalia beschränkt, da einzelne Arten von Knochentumoren dann wegfallen, welche eine Prädilektion für andere Lokalisationen an der Hand aufweisen, so zum Beispiel die Epithelzysten oder die metastatischen Tumore, welche die Phalangen befallen.

Aufgrund der Durchsicht der Literatur und der eigenen Erfahrungen verbleiben für unsere Ausführungen die Tumore an den Metacarpalia, welche auf Tab. 1 aufgezeichnet sind.

Tab. 1. Tumore, welche an den Mittelhandknochen beobachtet werden.

Gutartige Tumore	Osteom	
	Chondrom	
	Osteoid Osteom	
	Aneurysmale Knochenzyste	
	Osteoklastom	
	Epithelzyste	
	Osteofibrom	
	Riesenzelltumor	
Bösartige Tumore	Primäre Tumore	osteogenes Sarkom
		Chondrosarkom
	Metastatische Tumore	

2. Maligne Tumoren

Maligne Tumoren gehören zu den Raritäten. Etwa 40 Chondrosarkome mit Lokalisation an der Hand wurden in der Weltliteratur beschrieben, wovon gleichviel an den Phalangen und an den Metacarpalia. Das *osteogene Sarkom* ist noch seltener. Die Therapie, welche für die malignen Tumore empfohlen wird, ist gewöhnlich die Resektion des betroffenen Fingerstrahls, vorzugsweise zu ausgedehnteren, die Prognose jedoch nicht verbessernden Amputationen. *Metastatische Knochentumore* kommen, wie schon gesagt, an den Phalangen, *nicht* aber an den Metacarpalia vor. Sie sind ohnehin meistens terminale Zeichen einer Tumorkrankheit und weisen höchstens auf einen unbeachteten Primärtumor hin, zu dessen Behandlung man dann zu spät kommt.

3. Gutartige Tumoren

Wir können uns somit den gutartigen Tumoren zuwenden, deren Behandlung manchmal wohl Probleme gibt, im allgemeinen aber doch befriedigender für Patient und Chirurg ausfällt, als diejenige bösartiger Geschwülste.

Osteome

Unter den Osteomen (Tab. 2) nimmt der sogenannte *„carpe bossu"*, der Karpalbuckel, als Sonderform der Exostosen, eine Spezialstellung ein. Es handelt sich dabei klinisch um eine Vorwölbung auf Höhe der Basis des Metacarpale III, über welcher der Patient Schmerzen bei Belastung der Hand angibt. Verwechseln kann man diese Veränderung nur mit einem dorso-radialen Ganglion, von welchem sie sich indessen durch ihre harte Konsistenz und fehlende Verschiebbarkeit unterscheidet. Manchmal sieht man beim Öffnen und Schliessen der Hand, wie die Strecksehnen des Zeige- und Mittelfingers darüber seitlich abrutschen. Eine solche Subluxation der Strecksehnen kann Schmerzen infolge chronischer Irritation verursachen. Oft aber wird die Veränderung als Zufallsbefund registriert bei der Untersuchung wegen Störungen anderer Genese. Jedenfalls darf man sich durch den Befund eines „carpe bossu" unter solchen Umständen nicht von der wirklichen Ursache der Beschwerden ablenken lassen und nicht dem Patienten einen Eingriff aufzwingen, der sich dann als nutzlos erweisen wird. Der „carpe bossu" bedarf in den seltensten Fällen, nämlich dann, wenn eine schmerzhafte Sehnensubluxation da-

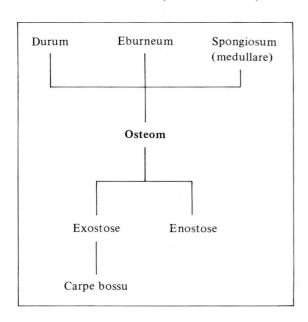

Tab. 2. Das Osteom als Sammelbegriff: Seine *Lokalisationen* und *Formen*.

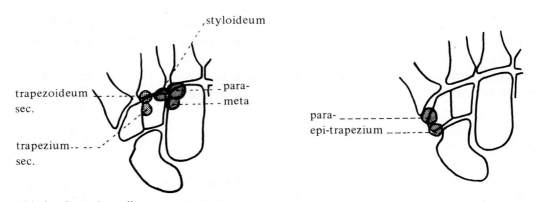

Abb. 1. „Carpe bossu".
Verschiedene Grundlagen dazu und zusätzliche akzessorische Knochen.

mit vergesellschaftet ist, einer operativen Behandlung. Es scheint, und das lässt sich anlässlich von Operationen bestätigen, dass es zwei verschiedene Grundlagen für den „carpe bossu" gibt. Er kann durch eine Exostose der Basis des Metacarpale III oder II bedingt sein. Es kann aber auch ein akzessorischer Knochen vorliegen, am ehesten das Os styloideum (Abb. 1), welches in etwa 1% aller Hände vorkommt, und einem isoliert gebliebenen Verknöcherungskern an der Basis des Metacarpale III entspricht. Manchmal findet man diesen Knochenkern durch eine Zone fibrösen Gewebes mit der Basis des Metacarpale III verbunden, in welcher Schicht er mit dem Skalpell abgetrennt werden kann. Entsprechende akzessorische Knochen finden sich auch in der Gegend der Basis des Metacarpale II — das Trapezoideum secundarium — und des Metacarpale I (Abb. 1) — das Paratrapezium.

Chondrome

Zu den häufigsten Tumoren der Hand und der Metacarpalia gehören die Chondrome, welche man als Ekchondrome oder als Enchondrome isoliert oder in der Vielzahl antreffen kann. Es gibt (Abb. 2) eine zentrale, eine exzentrische, eine polyzentrische und eine Riesen-Form der Chondrome. Sie werden oft erst als Zufallsbefund anlässlich von Röntgenbildern der Hand aus anderen Gründen entdeckt, oder wenn es zu einer pathologischen Fraktur gekommen ist. Manchmal, und dies gilt auch für die Metacarpalia, führt eine Formveränderung der Hand, etwa das Auseinanderdrängen eines Intermetacarpalraumes durch das Tumorwachstum, verbunden mit zunehmender Schwierigkeit des Fingerschlusses, den Patienten zum Arzt. Die radiologische Diagnose macht, besonders bei multiplen Chondromen, gewöhnlich keine Schwierigkeiten. Bei einer Patientin war es das Auftreten einer Schwellung im Bereich des Köpfchens des Metacarpale II, welches zur Diagnose führte. Schmerzen bei pathologischer Fraktur führten einen weiteren Patienten zum Arzt, während die Formveränderung der Hand die Mutter eines Mädchens veranlasste, sich beraten zu lassen. Wenn auch in der Regel die Chondrome gutartig sind und bleiben, so ergeben sich doch manchmal, besonders bei Ekchondromen, therapeutische Probleme. Das zentrale Chondrom der ersten Patientin wurde, wie die ähnlichen Tumore an den Phalangen, durch Exkochleation und Auffüllen der entstandenen Höhle mit Spongiosa aus dem Beckenkamm mit Erfolg behandelt. Für die Ekchondrome genügt die Tumorresektion gewöhnlich nicht. Eine solche Resektion wurde bei einem Patien-

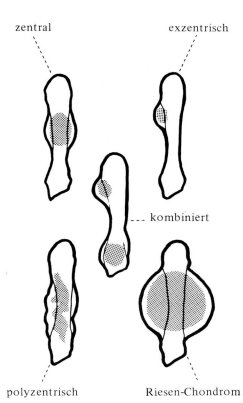

Abb. 2. Chondrome: Formen und Lokalisation.

ten gemacht. Er wurde uns fünf Jahre später mit einem Rezidiv zugewiesen. In solchen Fällen ist die Kontinuitätsresektion des Mittelhandknochens unbedingt angezeigt. Wir haben bei diesem Patienten den Defekt mit einem Fibulaspan ersetzt, den wir mit einem Rush-pin armierten (Abb. 3a). Das Röntgenbild ein Jahr später, vor der Entfernung des Rush-pins, zeigte schöne Einheilung und Umwandlung dieses Spanes. Einen Fibulaspan als solide Verstrebung kombinierten wir mit kleinen Beckenspänen (Abb. 3c) bei dem Mädchen mit multiplen Chondromen zur Überbrückung des Defektes nach der Tumorresektion im Metacarpale IV, während wir die übrigen Enchondrome exkochleierten und mit Knochenchips auffüllten. Auch dieses Transplantat hat sich zu einem Mittelhandknochen umgewandelt. Bei einem dritten Patienten kam es zu einer pathologischen Frak-

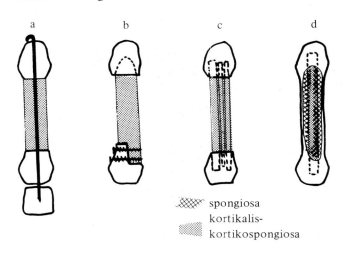

Abb. 3a–d. Kontinuitätsresektion an Mittelhandknochen speziell bei Ekchondromen.

a Fibulaspan und axiale Stabilisierung mit Rush-pin.
b Einfügen und Anschrauben eines kortiko-spongiösen Beckenspans.
c Fibulaspan mit kleinen Beckenspänen kombiniert.
d Bei erhaltener schmaler Kortikalis-Auffüllung des Defektes mit Beckenspänen.

tur des Metacarpale bei einem sechs Jahre zuvor erstmals operierten Enchondrom des 4. Metacarpale. Hier haben wir nach der Kontinuitätsresektion einen kortikospongiösen Beckenspan interponiert, proximal stufenförmig geformt angeschraubt, distal in das Köpfchen zugespitzt versenkt (Abb. 3b). Der Span ist gut eingeheilt (Abb. 4). Bei dem schon erwähnten vierten Patienten mit zentralem Enchondrom, welches praktisch den ganzen Schaft des Metacarpale IV eingenommen hatte, hinterliessen wir die dorsale Wand nach der sorgfältigen Exkochleation und Resektion der stark verdünnten palmaren Kortikalis. Der Defekt wurde mit kortikospongiösen Spänen und Spongiosa aus dem Beckenkamm aufgefüllt (Abb. 3d). Auch dieser Span heilte in kurzer Zeit schön ein. Über derartige Kontinuitätsresektionen wird relativ selten in der Literatur berichtet. Ihr Hauptanwendungsgebiet dürften die Schussfrakturen sein. Die für solche Zwecke von MORRIS (1946) angegebene Methode [2] der Überbrückung (Abb. 5) lässt sich vereinfachen, etwa in der Art, wie wir es bei unseren Fällen in verschiedenen Varianten gemacht haben. Auch nach den Interpositionen wegen Schussverletzungen ist aufgefallen, wie sich der interponierte Knochen an die neue Funktion angepasst hat und zu einem Röhrenknochen wird.

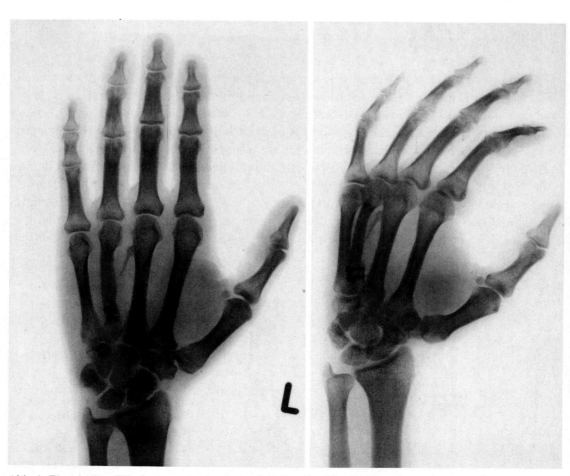

Abb. 4. Eingeheilter Fibulaspan, proximal verschraubt, distal in die Metaphyse eingestaucht.

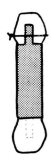

Abb. 5. Die von MORRIS (1946) angegebene Methode der Defektüberbrückung.

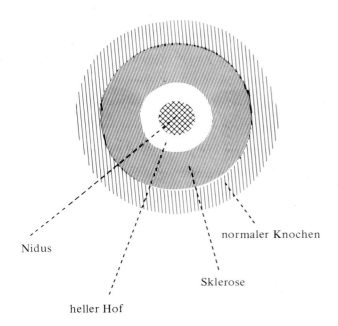

Nidus

heller Hof

Sklerose

normaler Knochen

Abb. 6. Osteoid-Osteom: schematisch.

Osteoid osteom

Seltener als die Chondrome ist das Osteoid osteom, dessen Hauptlokalisation Femur und Tibia sind. Immerhin mehren sich in den letzten Jahren die Beobachtungen dieses Tumors an der Hand. Was ihn klinisch charakterisiert, ist der konstante Schmerz, der auch nachts anhält und sich mit Aspirin beheben lässt. Betroffen sind meist jüngere Patienten zwischen 20 und 40 Jahren. Lokal findet sich oft eine Weichteilschwellung. Radiologisch (Abb. 6) sieht man einen zentralen Nidus, umgeben von einem hellen Hof, dem ein sklerotischer Saum folgt. Dieser Befund fand sich bei einem unserer Patienten im Bereich des Köpfchens des Metacarpale I. Die Exstirpation des Nidus führte zur völligen Beschwerdefreiheit.

Seltene Tumore

Zu den Raritäten gehören die *Osteoklastome*, welche wir nie im Metacarpale gesehen haben. Auch die *aneurysmalen Knochenzysten* sind sehr selten. Sie zeichnen sich radiologisch durch Seifenblasenaspekt aus und können Anlass geben zu stärkeren Blutungen, die oft erst dann zum Stillstand gebracht werden können, wenn der Tumor exstirpiert

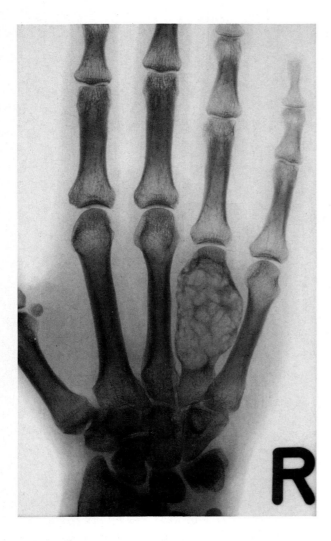

Abb. 7. Aneurysmale Knochenzyste: Kontinuitätsresektion angezeigt.

wurde. Probebiopsien sollten deshalb möglichst unterlassen werden oder nur unternommen werden, wenn nötigenfalls die erforderliche Kontinuitätsresektion mit Spanimplantation angeschlossen werden kann. HEYBROEK (1973) hat einen Fall publiziert, bei welchem der Tumor im Metacarpale I lokalisiert war [1]. Gleiche Lokalisation hat ein Fall der Orthopädischen Klinik Basel, der uns freundlicherweise zur Verfügung gestellt wurde. Der Tumor, welcher das ganze Metacarpale unter Verschonung der Gelenkflächen einnahm, wurde reseziert und durch einen kortikospongiösen Beckenspan ersetzt, welcher gut einheilte. Ein weiterer Patient mit aneurysmaler Knochenzyste im Metacarpale IV wurde uns kürzlich zur Behandlung überwiesen (Abb. 7). Auch hier werden wir die Kontinuitätsresektion und Interposition eines kortikospongiösen Spanes vornehmen, in ähnlicher Weise wie für die Chondrome.

Literaturverzeichnis

1 HEYBROEK, G.: Schnell wachsender Knochentumor im linken Mittelhandknochen eines dreijährigen Knaben. Handchirurgie *5*, 118, 1973.
2 MORRIS, H.D.: Tenon and mortise grafts for bridging metacarpal defects due to gunshot wounds. Surgery *20*, 364, 1945.

7. Teil
Missbildungen

Zur Morphologie von Missbildungen im Mittelhandbereich

F. Schneider-Sickert, W. Blauth[1]

1. Einleitung

Unsere morphologischen Kenntnisse von den Handmissbildungen sind in mancher Hinsicht noch sehr begrenzt. Das gilt auch für den Mittelhandbereich, der vielfach bei Fingerdeformitäten mitbetroffen und gelegentlich auch isoliert verändert ist.

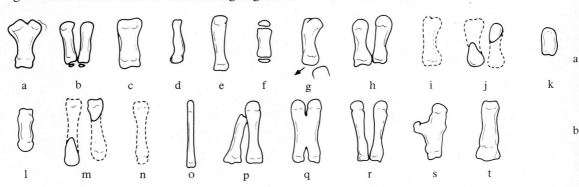

Abb. 1a–b. Mittelhandfehlbildungen.

a Leitstruktur Metacarpale I.
   Geläufigere Fehlformen und Beispiele für ihre Vorkommen (mit und ohne gleichzeitige Fingerdeformität).
b Leitstruktur Metacarpale II/V.
   Geläufigere Fehlformen und Beispiele für ihr Vorkommen (mit und ohne gleichzeitige Fingerdeformitäten!).

Erläuterungen

   Leitstruktur Metacarpale I.
   Geläufigere Fehlformen und Beispiele für ihr Vorkommen.
zu a: gegabelt – Polydaktylien
zu b: verdoppelt – praeax. Polydaktylien
zu c: verbreitert – praeax. Polydaktylien, enchondrale Dysostosen
zu d: verschmälert – Spalthand, Daumenhypoplasie u.a.
zu e: verlängert – Arachnodaktylie (Makrodaktylie), dolichophal. Triphalangie u.a.
zu f: Doppelepiphysen – Triphalangie I, Down-Syndrom u.a.
zu g: mit dysplast. Gelenken – DSG-Luxation u.a.
zu h: verlagert (Langfinger-Niveau) – Symbrachydaktylie,
zu i: nicht angelegt – Daumenaplasie, Daumenhypoplasie, Spalthand, Symbrachydaktylie u.a.
zu j: teilweise nicht angelegt – Daumenhypoplasie, Spalthand, Symbrachydaktylie u.a.
zu k: verkürzt – Daumenhypoplasie, Brachymetacarpie I, enchondrale Dysostosen u.a.

   Leitstruktur Metacarpalia II/V.
   Geläufigere Fehlformen und Beispiele für ihr Vorkommen.
zu l: verkürzt – Brachymetacarpien, Enchondrodysostosen
zu m: nur teilweise angelegt – Oligo-, Polydaktylien, Spalthände, Symbrachydaktylien
zu n: nicht angelegt – Oligodaktylien, Spalthände u.a.
zu o: verschmälert – Spalthand, Oligodaktylie, Polydaktylie u.a.
zu p: verlagert – Spalthand u.a.
zu q: verschmolzen – Oligodaktylie, erbliche Synostosen, Apert-Syndrom, Polydaktylie u.a.
zu r: verdoppelt – Polydaktylien, (Spalthand: scheinbare Verdoppelung)
zu s: gegabelt – Oligodaktylien, Polydaktylien, Spalthände u.a.
zu t: verbreitert – Polydaktylien, Oligodaktylien, enchondr. Dysostosen

[1] Eine ausführliche Arbeit zum Thema erscheint in der Zeitschrift „Handchirurgie".

Die Mehrzahl der Fehlbildungen geht mit auffälligen Skeletveränderungen einher. So können die *Metacarpalia* z. B. verkürzt oder verlängert, verschmälert oder verbreitert, verlagert, gegabelt, verdoppelt und nur teilweise oder gar nicht angelegt sein. Keine dieser Fehlformen ist für eine bestimmte Missbildung charakteristisch (Abb. 1). Bei einer Vielzahl äusserlich ähnlicher Deformitäten erlaubt uns erst die Berücksichtigung aller klinischen und röntgenologischen Befunde, die jeweilige Deformität in eine *Fehlbildungsgruppe* einzuordnen. Eine derartige richtige Zuordnung ist aber Voraussetzung dafür, dass wir unsere Erfahrungen hinsichtlich der Morphologie, der Embryologie und Genetik und vor allem der therapeutischen Möglichkeiten für den Einzelfall verwerten können.

So kann beispielsweise eine *partielle Metacarpalaplasie* ebenso der hervorstechende Röntgenbefund einer geringgradigen Oligodaktylie sein wie eine auffällige Störung bei bestimmten Spalthand- oder Symbrachydaktylie-Formen.

2. Polydaktylie

Veränderungen an der Mittelhand finden wir häufig bei den *numerischen Variationen*. Unter diesem Begriff fassen wir Fehlformen zusammen, bei denen die skeletäre Breitendifferenzierung von der üblichen Ausbildung fünf selbständiger Fingerstrahlen abweicht. W. MÜLLER (1937) konnte anhand teratologischer Reihen aufzeigen, dass sich die Mehrzahl dieser Missbildungen formal als Folge einer Aufspaltung oder Verschmelzung einzelner Handstrahlen verstehen lassen mit identischen Bildern am Einzelstrahl. Wenn die Verdoppelungen bis in die Mittelhand reichen, finden wir hier Skeletanomalien vom gemeinsamen, evtl. verbreiterten Metacarpale mit Gelenkflächen für zwei Grundphalangen, über einen gabelförmigen Mittelhandknochen oder ein zusätzliches Rudiment bis hin zum seltenen, vollständig gedoppelten Metacarpale (Abb. 1, 2). Derartige *Polydaktylien* kommen gleichzeitig auch an mehreren Strahlen und zusammen mit Knochenverschmelzungen oder -unterdrückungen vor. An den Binnenstrahlen gehen sie häufig mit Syndaktylien einher und sind manchmal erst im Röntgenbild zu erkennen (sog. verdeckte Polydaktylien). An den Sehnen, Nerven und Gefässen wiederholt sich das Bild der gabelförmigen Aufspaltungen: bei unvollständigen Verdoppelungen ist mit abnormen Verläufen der Fingernerven und -gefässe zu rechnen, insbesondere mit einem nach distal verschobenen Abgang aus dem gemeinsamen Stamm; Beuge- und Strecksehnen gabeln sich im Mittelhand- oder Fingerbereich.

3. Oligodaktylie

Identische Metacarpalfehlformen zeigen auch viele der Oligodaktylien im Bereich der Langfinger (Abb. 2). Nicht bei allen Oligodaktylien lassen sich jedoch Pathomechanik und Morphologie nach dem Müllerschen Gabel-Schema deuten. Genannt seien neben Spalthand- und Symbrachydaktylie-Formen die kompletten *Aplasien ulnarer Randstrahlen*. Gleiches gilt für die seltenen *oligodaktylen Löffelhände* (mit totaler Syndaktylie der Langfinger); Mittelhand- und Fingerbereich zeigen nur noch eine angedeutete Gliederung in einzelne Strahlen.

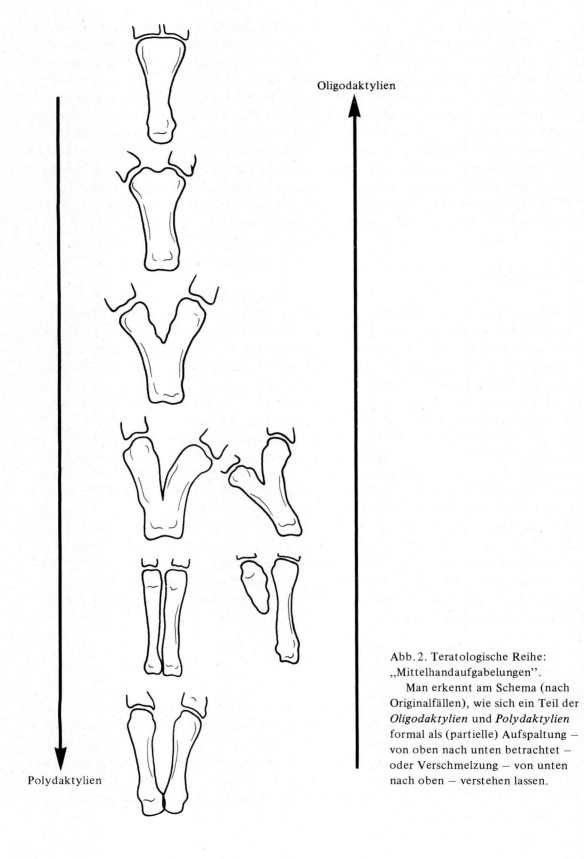

Abb. 2. Teratologische Reihe: „Mittelhandaufgabelungen".

Man erkennt am Schema (nach Originalfällen), wie sich ein Teil der *Oligodaktylien* und *Polydaktylien* formal als (partielle) Aufspaltung — von oben nach unten betrachtet — oder Verschmelzung — von unten nach oben — verstehen lassen.

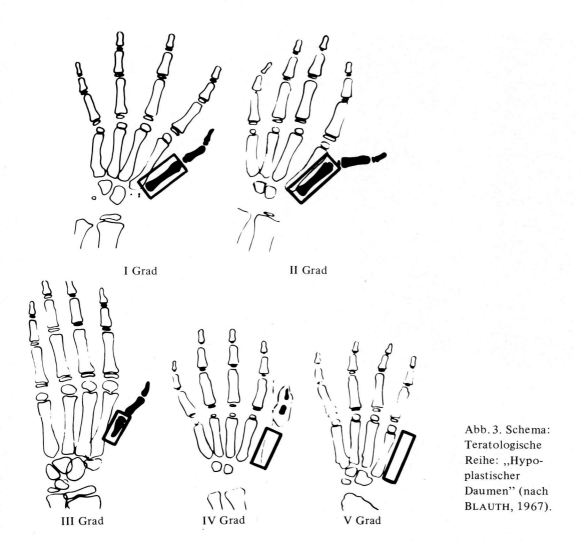

Abb. 3. Schema: Teratologische Reihe: ,,Hypoplastischer Daumen" (nach BLAUTH, 1967).

4. Daumenhypoplasien

Eine Sonderstellung nehmen schliesslich auch die Reduktionen am Daumen ein. Unter morphologischen Gesichtspunkten und klinischen Bedürfnissen haben wir diese *Daumenhypoplasien* in fünf Schweregrade eingeteilt (BLAUTH, 1967) (Abb. 3). Bei zunehmender Hypoplasie aller Strahlelemente schreitet die Skeletaplasie von proximal nach distal voran (Beispiel: Abb. 4). Anomale Verläufe der Nerven und Gefässe, auch im Mittelhandbereich der Nachbarstrahlen, können neben anderem hinzutreten (siehe Abb. 1 des folgenden Beitrages).

5. Triphalangien des Daumens

Unter dem Aspekt der Mittelhandfehlbildungen interessieren hier auch die Triphalangien des Daumens. In funktioneller Hinsicht kennen wir alle Übergänge vom opponierbaren Daumen bis hin zum radial-randständigen Finger ohne eigentliche Thenarmuskulatur.

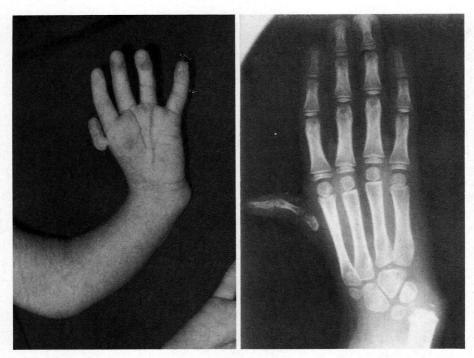

Abb. 4. Daumenhypoplasie 3. Grades nach BLAUTH (bei Radiusaplasie). H.C., geb. 10.12.1969; 6½ J.
Es fehlen die kurzen und langen Daumenmuskeln sowie der proximale Teil des Metacarpale I.

Bei voll ausgebildeter Deformität entspricht das erste Metacarpale in Grösse und Form dem eines Langfingers. Liegt der 1. Strahl ganz im Niveau der anderen Finger, so ist bei der Operation ein straffes Ligamentum capitulorum transversum in der 1. Kommissur zu erwarten.

6. Brachymetacarpien

Den Verkürzungen der Mittelhandknochen (Brachymetacarpien) einzelner oder mehrerer Langfinger kommt meist nur eine geringe funktionelle Bedeutung zu. Gehäuft wurden sie beim Turner- und auch beim Albright-Syndrom beobachtet. Die gar nicht so seltene Brachymetacarpie des Daumens kann isoliert oder auch als Begleitsymptom von Missbildungssyndromen (z. B. beim diastrophischen Zwergwuchs) vorkommen.

7. Spalthände

Vielfältige Mittelhandfehlbildungen beobachteten wir in der Gruppe der Spalthände, einer heute aufgrund erbbiologischer und teratologischer Studien recht gut umgrenzten Missbildungsgruppe. Der Defekt reicht in Form eines medianen oder medio-radialen Keils mit peripherer Basis vielfach bis in die Mittelhand hinein. Die entsprechenden Metacarpalia erscheinen dann auf einen proximalen Rest verkürzt. Eine aberrierende Grundphalanx findet man an einem Teil der Fälle als sog. Transversalknochen in den Mittelhandbereich einbezogen. Häufig sieht man Metacarpalia, die sich an Nachbarstrahlen anlehnen, bis hin zur scheinbaren Metacarpalverdoppelung unterhalb eines einzelnen Fingerstrahles.

8. Die Symbrachydaktylien

In unterschiedlicher Weise ist die Mittelhand bei den Symbrachydaktylien fehlgebildet. Beispielsweise kann bei syndaktyler Fesselung des 1. Strahles die Ausbildung eines Mittelhandgewölbes unterblieben sein (Platthand); es fehlt eine funktionsfähige Daumenballenmuskulatur. Fehlbildungen II. und III. Grades (nach BLAUTH und GEKELER, 1971) weisen partielle und totale Aplasien der einzelnen Metacarpalia, vornehmlich der zentralen (und ulnaren) Strahlen auf (Abb. 5, 6).

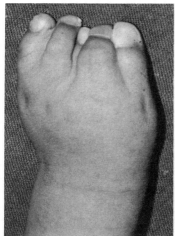
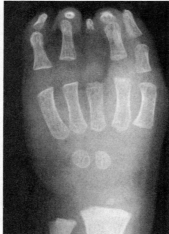

Abb. 5. „Platthand". Syndaktyle Fesselung des 1. Strahles bei Symbrachydaktylie 1./2. Grades. Metacarpale I im Langfingerniveau (Lig. capit. transversum I/II!). W.C., geb. 23.2.1963; 7 J.

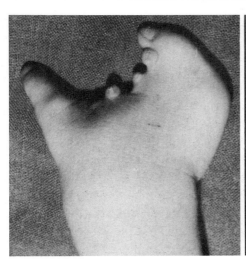
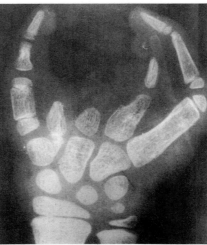

Abb. 6. Partielle Metacarpal-Aplasie. Symbrachydaktylie 2. Grades. (Man beachte die nageltragenden Fingerbürzel: DD periphere Hypoplasien). A.M., geb. 21.7.1966; etwa 3 J.

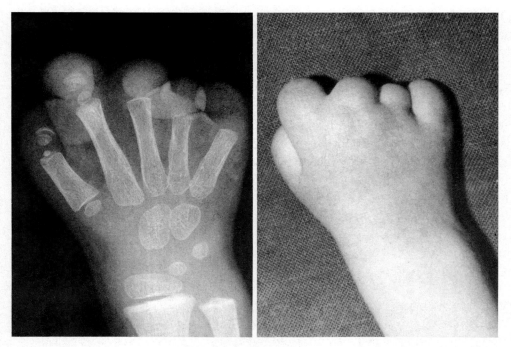

Abb. 7. „Metacarpalhand". K. M., geb. 11.6.1960.
Als Beispiel sei eine Handfehlform gezeigt mit „peripheren Hypoplasien" (Perodaktylie) aller Finger: Es finden sich lediglich nahezu funktionslose Fingerstümpfe, z. T. mit Resten der Grundphalanx.

9. Hochgradige periphere Hypoplasie

Unter funktionellen sowie operativen Gesichtspunkten dürften auch jene Hände interessieren, die im Rahmen einer hochgradigen peripheren Hypoplasie (Perodaktylien) mit nahezu vollständigem Fingerverlust das Bild einer sog. Metacarpalhand bieten (Abb. 7).

10. Verschiedenes

Nur am Rande erwähnt seien die *proximalen Synostosen* der beiden ulnar-randständigen Metacarpalia (Vorkommen z. B. beim Apert-Syndrom) und die Mittelhandveränderungen bei *angeborenen Fortentwicklungsstörungen*, wie den hereditären Exostosen, den multiplen Chondromen und den enchondralen Dysostosen.
Schliesslich gibt es auch eine Vielzahl von Weichteilfehlbildungen im Mittelhandbereich, die nicht mit wesentlichen Skeletveränderungen verbunden sind. Sie treten aber zahlenmässig und auch in ihrer funktionellen Bedeutung hinter den genannten Fehlformen zurück. Als Beispiel mögen genannt sein die *Daumen-Hohlhand-Deformität* (mit in die Palma eingeschlagenem Daumen infolge Fehlens oder Funktionsuntüchtigkeit von Daumenstreckern) und die Adduktionskontraktur des Daumens (Abb. 8) (mit Ausbildung eines Ligamentum capitulorum transversum zwischen den ersten beiden Metacarpalköpfchen).

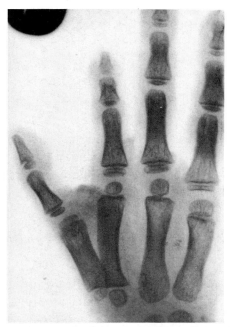

Abb. 8. Adduktionskontraktur des Daumens bei Aplasie des 5. Strahls. H.H., geb. 14.9.1969; 6 J.

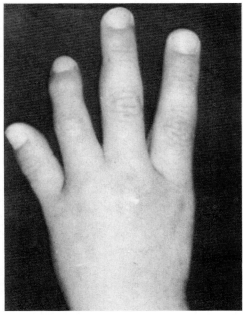 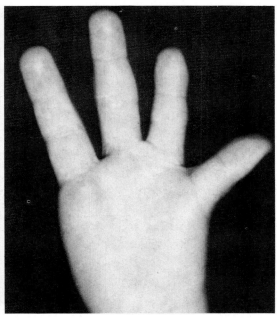

Die operative Behandlung von Missbildungen im Bereich der Mittelhand

W. Blauth, F. Schneider-Sickert[1]

Es ist das Ziel dieses Beitrages, die Bedeutung der *Mittelhand* im Rahmen komplexer Handfehlbildungen darzustellen. Wir können allerdings aus räumlichen Gründen nur einige typische Operationen hervorheben. Sie sollen einen Eindruck von therapeutischen Möglichkeiten geben, die länger erprobt sind und deshalb empfohlen werden können.

1. Indikation (allgemein)

Missbildungen der Mittelhand kommen am häufigsten in Begleitung von *Polydaktylien* vor. Eine Operationsindikation ist dann gegeben, wenn gewichtige funktionelle und ästhetische Störungen vorliegen. Die Eingriffe sollten frühzeitig, d.h. im *Kleinkindes- und Vorschulalter*, vorgenommen werden, wobei die Wachstumstendenzen besonders zu berücksichtigen sind.

2. Spezielle Indikationen

a) Das gabelförmige Metacarpale

Grundsätzlich können folgende Eingriffe angezeigt sein: Zweigt ein überzähliger Partner von einem gabelförmigen Metacarpale ab, führen wir die Amputation des Fingers *und die Resektion des Gelenkfortsatzes* am zugehörigen Mittelhandknochen durch. Die blosse Amputation ergibt keine befriedigenden Resultate: Der am Metacarpale verbliebene Gelenkfortsatz entwickelt sich im Verlaufe des Wachstums zu einem ästhetisch störenden Knochenauswuchs (Abb. 1).

b) Der zweiköpfige Mittelhandknochen

Spezielle Probleme bestehen bei Doppelfingern mit zweiköpfigem Mittelhandknochen und *gemeinsamer Grundgelenkkapsel:* Man muss den einen Partner resezieren, die Gelenkfläche einebnen und den meist grossen Kapseldefekt spannungsfrei verschliessen, weil sonst Fehlbildungen und Gelenkinstabilitäten drohen (Abb. 2a–d).

c) Achsenfehlstellungen

Manche Metacarpalia weisen Achsenfehlstellungen auf; sie werden durch *Korrektur-*

---

[1] Eine ausführliche Arbeit zum Thema erscheint in der Zeitschrift „Handchirurgie".

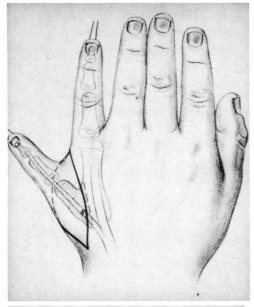
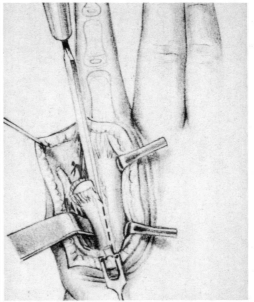
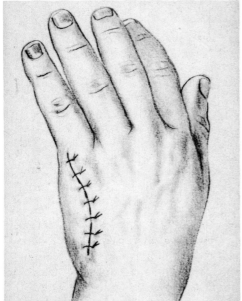

Abb. 1a–c. Beispiel einer präaxialen Polydaktylie mit gabelförmigem Metacarpale I.
Neben der Schnittführung ist besonders auf die notwendige Teilresektion des zusätzlichen Gelenkfortsatzes zu achten. Evtl. ist bei Achsenfehlstellungen ausserdem eine Korrekturosteotomie vorzunehmen*.

osteotomien unter Entnahme eines Knochenkeiles beseitigt. Gelegentlich nehmen wir zusätzliche Fesselungsoperationen zwischen benachbarten Metacarpalia vor (Abb. 3a–d).

d) Oligodaktylien

Die *gleichen Behandlungsgrundsätze* gelten bei Oligodaktylien. Manchmal liegen zusätz-

---

* Die Abb. 1–3 entnehmen wir dem Ende 1976 herausgekommenen Buch von W. BLAUTH und F. SCHNEIDER-SICKERT „Handfehlbildungen. Atlas ihrer operativen Behandlung". Für die Erlaubnis zum Abdruck danken wir herzlich dem Springer-Verlag, Berlin/Heidelberg/New York.

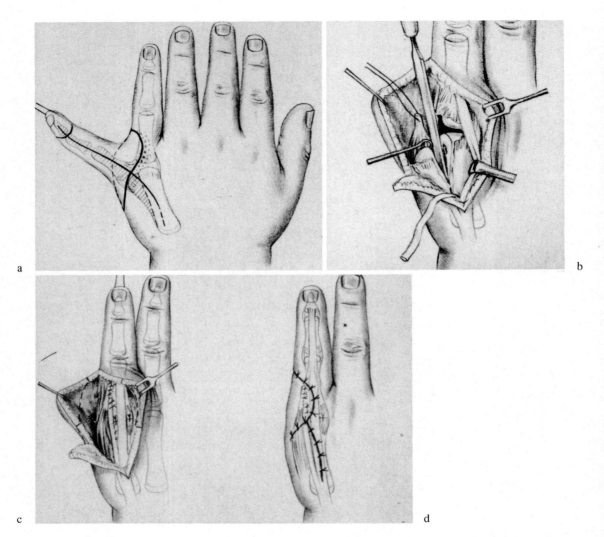

Abb. 2a−d. Postaxiale Polydaktylie. Beispiel mit gemeinsamer Grundgelenkkapsel der Doppelfinger.
Neben der Abtragung des Kleinfingerpartners ist die Resektion von ulnarseitigen Teilen des Metacarpale notwendig; ausserdem muss der Kapseldefekt geschlossen werden. Die temporär abgelösten Kleinfingerballenmuskeln decken die Resektionsfläche des Metacarpale und verstärken die Gelenkkapsel. Die Strecksehne des resezierten Strahls („Gabelsehne") wird an die des 5. Fingers geheftet (2b). Spannungsfreier Hautschluss!*.

lich kutane und ossäre Syndaktylien vor; sie erfordern ergänzend hautplastische Eingriffe.

Bei oligodaktylen *Löffelhänden* empfiehlt sich als frühzeitige operative Massnahme die Phalangisation und *Metacarpalisation*: Nach Trennung der Fingerbranchen, Vertiefung der Mittelhand, Konstruktion einer Kommissur aus ortsständigen Stiellappen und Deckung der Fingerseitenflächen mit dicken Spalthauttransplantaten erreicht man im allgemeinen gute funktionelle Ergebnisse.

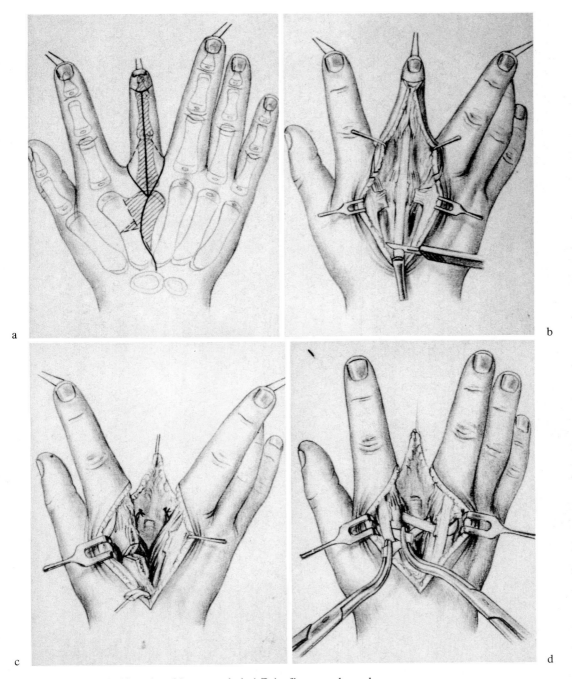

Abb. 3a–d. Gabelförmiges Metacarpale bei Zeigefingerverdoppelung.
Zur Stellungskorrektur ist neben der Abtragung ulnarer Teile des Mittelhandknochens auch noch eine Korrekturosteotomie erforderlich. Eine Zügelung des Metacarpale mit resezierter Strecksehne schliesst sich als Ersatz für die durchtrennten Junctura tendinum und die Ligamenta metacarpea transversa an. Bildung der Kommissur durch einen volaren Dreieckslappen*.

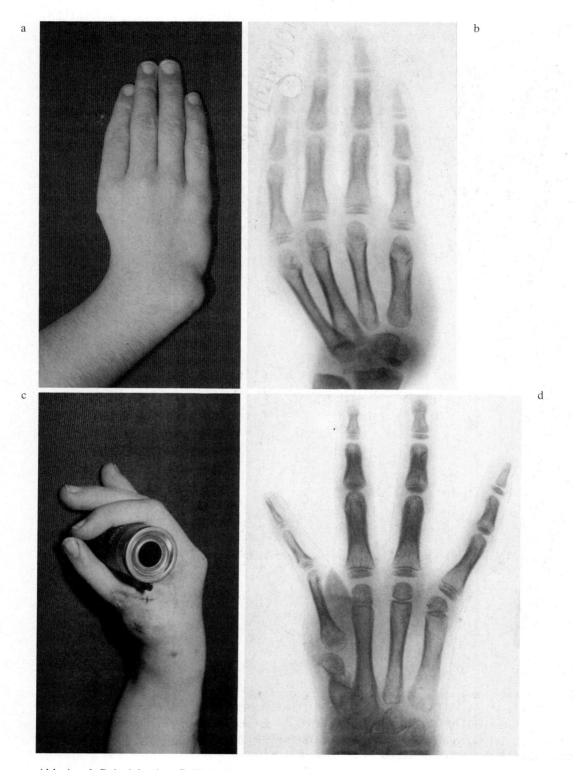

Abb. 4a–d. Beispiele einer Pollizisation.
 (Daumenaplasie: Metacarpale I und Daumen fehlen; man erkennt lediglich eine warzenförmige Hautvorwölbung an der Radialseite des 1. Langfingers. Gleichzeitig besteht eine Radiushypoplasie mit Klumphand).

e) Daumenhypoplasien

Für die meisten Daumenhypoplasien und *Daumenaplasien* gilt die *Umsetzung* des *Zeigefingers (Pollizisation)* als Behandlungsmethode der Wahl (Abb. 4a–d). Der Zeigefinger tritt nach Verkürzung des zugehörigen Mittelhandknochens (bis auf das distale Köpfchen!) am neuro-vaskulären Stiel an die Stelle des fehlenden oder hypoplastischen Daumens. Man verkürzt *eine* der Zeigefingerstrecksehnen und näht die andere als Abduktorersatz an die Basis des Zeigefingergrundgliedes (nunmehr I. Mittelhandknochen). Der I. dorsale und palmare Interosseus werden als Ersatz für die opponierende und adduzierende Muskulatur verwendet. Bei diesen Operationen ist eine intensive krankengymnastische und beschäftigungstherapeutische Nachbehandlung von grosser Bedeutung.

f) Symbrachydaktylien

Zur Behandlung der Symbrachydaktylien eignen sich verschiedene Methoden. Je nach Missbildungstyp kommen Resektionen der Fingerrudimente, Vertiefungen der Mittelhand, Trennungen syndaktyler Finger oder sog. Aufstockungsoperationen zur Bildung eines natürlichen Greifwiderlagers in Frage.

g) Spalthand

Liegt bei einer Spalthand ein Os transversale vor, können die Resektion des Knochens und die Fesselung der benachbarten Metacarpalia die Gebrauchsfähigkeit einer Hand wesentlich verbessern. Spaltschliessende Operationen sind besonders sorgfältig abzuwägen, weil sie oft nur zu Funktionsverlusten führen.

3. Schlussfolgerungen

Zusammenfassend kann man folgendes sagen: Es stehen uns heute zahlreiche Möglichkeiten der operativen Behandlung von Mittelhandfehlbildungen zur Verfügung. Bei der Indikation sollten die Anpassungsvorgänge an die jeweilige Missbildung bedacht werden. Ausserdem gilt der Grundsatz, funktionelle vor ästhetischen Gesichtspunkten einzustufen.

◀ Der Zeigefinger wird unter Resektion der Metacarpaldiaphyse „umgesetzt". Zusätzlich werden die Ansätze verschiedener Muskeln versetzt.

c) zeigt die Funktion des „Daumens": Bereits 2 Wochen nach Freigabe der Hand aus dem Gipsverband und intensiver krankengymnastischer und beschäftigungstherapeutischer Behandlung fester Spitzgriff. Aktive Gelenkbeweglichkeit noch relativ gering. (Schriftliches Programm für häusliche Übungen und regelmässige Kontrollen erforderlich).

Sachregister

Amputation, transmetacarpale 90
— traumatische 98
Anatomie der Mittelhand 13
Arthrodese 129
— trapezo-metacarpale 123

Beckenspan 65, 86
Behandlung, konservative 29
— nicht-operative 29
— operative 30
Bennett-Fraktur 50
Bewegungsdynamik 19
Bogensysteme 20
Brachymetacarpien 158

„Carpe bossu" 148

Defektpseudarthrosen 63
Drehfehler 33

Fischflosse 11
Fixateur extern 85
Fixationsstellung 33, 34
Frakturen, epiphysäre 36
— geschlossene 26
— intraartikuläre 83
— metaphysäre 36
— multiple 40
— offene 26
— subcapitale 37
Funktionsdiagnostik 61, 66
— nuclearmedizinische 61

Gipsverband, Standard 31

Handfehlbildungen 162

Intermedium 12
Interpositionsarthroplastik 118
Intrinsicmeter MANNERFELT 114, 136

Karpometakarpalgelenke 15
Kirschnerdrahtspickung 37
Kompression, axiale 42
— intrafragmentäre 42
Korrekturosteotomie 67

Luxationen 79
Luxationsfrakturen 44, 45, 50, 74
— offene 46

Metacarpalisation 164
Missbildungen 154

Mittelhandfraktur, offene 37
Mittelhandknochenfrakturen 26

Ödem 32
Osteoid-Osteom 151
Osteome 147
Osteosynthese 125
— Retentions- 53
— stabile 40, 54

Pathophysiologie 61
— Funktionsdiagnostik 61
— Pseudarthrose 61
Pentadaktylie 11, 12
Primaten 13
Primitivhand 11
Prothese 102
— aktive 109
— passive 103
Pseudarthrose 60
— Radioaktivität 62

Resektionsarthroplastik 112, 117, 134
Rhizarthrose 112, 121
Ruderplatte 11

Sattelgelenk 116, 118, 129, 138
— Ersatzprothese 138
— Silastikprothese 138
— Totalprothese 142
Sattelgelenksarthrodese 134, 142
Säugetierhand 12
Schmuckhand 105
Spalthand 167
Sudecksche Dystrophie 31, 35

Teratologische Reihe 156
Total-Prothese 142
Tumoren, bösartige 146
— gutartige 146
Typus Bennett 50
Typus Rolando 50, 54

Variationen, numerische 155
Verlängerungsosteotomie 70, 85

Zentralia 12
Zuggurtung 42
Zuggurtungsarthrodese 129, 133
Zuggurtungsplatte 55, 125
Zugschraubentechnik 54